# INFERMIERA

# DI

# CURE PALLIATIVE

# LA GUIDA COMPLETA

*SILVIA REALI*

2

# Indice dei contenuti

**Capitolo 1: Introduzione alle cure palliative**   7

Definizioni e concetti di base   8

Filosofia e obiettivi delle cure palliative   11

Storia delle cure palliative   14

Il posto delle cure palliative nel campo medico   18

Importanza delle cure palliative nella società   23

**Capitolo 2: Principi fondamentali delle cure palliative**   29

Approccio globale e olistico al paziente   30

Sollievo dal dolore e dalla sofferenza   34

Comunicazione sensibile ed empatica   38

Rispetto per la dignità e l'autonomia del paziente   43

**Capitolo 3: Valutazione e pianificazione delle cure palliative**   49

Valutazione iniziale del paziente in Cure Palliative   50

Stesura di un piano di assistenza personalizzato   54

Gestione dei sintomi e dei problemi medici   58

**Capitolo 4: Gestione del dolore e dei sintomi**   65

Valutazione del dolore e uso delle scale di valutazione     66

Approcci farmacologici e non farmacologici     69

Gestione di altri sintomi comuni     74

**Capitolo 5: Supporto psicologico ed emotivo**     79

L'importanza del supporto psicologico nelle cure palliative     80

Depressione, ansia e gestione dello stress     83

Aiuto nella preparazione psicologica alla fine della vita     88

**Capitolo 6: Comunicazione ed etica nelle cure palliative**     93

Comunicazione con i pazienti e le famiglie     94

Decisione condivisa e direttive anticipate     98

Dilemmi etici e presa in considerazione dei valori del paziente     102

**Capitolo 7: Sostegno alle famiglie e alle persone care**     109

Il ruolo cruciale delle famiglie nelle cure palliative     110

Accompagnamento e sostegno emotivo per le persone care     114

Gestione dei conflitti familiari e delle dinamiche interpersonali     118

**Capitolo 8: Comfort e cure di fine vita**     123

Preparazione alla fine della vita e cure di conforto     124

Accompagnare i pazienti nei loro ultimi momenti     128

Rituale e spiritualità nelle cure palliative     133

**Capitolo 9: Lavoro di squadra nelle cure palliative**     139

Collaborazione tra infermiera, medico e altri professionisti.     140

Ruolo dell'assistente sociale e del consulente di spiritualità     144

L'importanza del coordinamento per un'assistenza ottimale     149

**Capitolo 10: Autocura per gli infermieri di cure palliative**     155

Gestire lo stress e il burnout     156

Tecniche di assistenza personale per preservare la salute mentale     160

Formazione continua e sviluppo professionale     164

**Capitolo 11: Prospettive future per le cure palliative**     171

Sviluppi prevedibili nelle cure palliative     172

Progressi tecnologici e innovazioni attuali     176

Sfide e opportunità per i futuri infermieri di cure palliative     182

# Capitolo 1

# Introduzione alle Cure Palliative

# Definizioni e concetti di base

### Origine ed evoluzione del termine "palliativo".

Il termine "palliativo" ha origine dal latino "pallium", che significa "mantello" o "velo". Attraverso la sua evoluzione linguistica, la parola ha acquisito un significato più ampio in medicina, riferendosi a un approccio all'assistenza che mira ad alleviare i sintomi e la sofferenza di una malattia senza cercare una cura completa.

L'uso del termine "palliativo" nel contesto medico risale all'antichità, quando i medici greci e romani riconoscevano già la necessità di alleviare il dolore e i sintomi per i pazienti nelle fasi avanzate di malattie incurabili. Tuttavia, è stato solo nel 20° secolo che il concetto di cure palliative ha acquisito importanza e riconoscimento.

Una delle principali pioniere nello sviluppo delle cure palliative moderne è Dame Cicely Saunders. Medico e assistente sociale britannico, nel 1967 fondò il primo hospice moderno, il St. Christopher's Hospice di Londra. La Saunders è stata una delle prime a formalizzare l'approccio olistico alle cure palliative, ponendo l'accento sulla gestione del dolore, sul supporto emotivo, sulla comunicazione aperta e sul rispetto della dignità del paziente.

Nel corso dei decenni, il concetto di cure palliative ha continuato ad evolversi, comprendendo aspetti come la comunicazione centrata sul paziente, il processo decisionale condiviso e le cure di fine vita. Le cure palliative hanno anche ampliato la loro portata, interessando non solo i pazienti con cancro avanzato, ma anche quelli con malattie croniche progressive e una serie di condizioni terminali.

Oggi le cure palliative sono diventate una componente essenziale dei servizi sanitari, con un crescente riconoscimento dell'importanza di fornire ai pazienti la migliore qualità di vita possibile, anche alla fine della vita. Le cure palliative sono concepite per soddisfare le esigenze fisiche, psicologiche, sociali e spirituali dei pazienti e delle loro famiglie, e continuano ad evolversi per adattarsi ai progressi medici e alle mutevoli aspettative della società.

## La transizione dalle cure curative alle cure palliative

Il passaggio dalle cure curative a quelle palliative rappresenta un momento cruciale nella traiettoria medica di un paziente affetto da una malattia incurabile o terminale. Questa transizione segna un cambiamento di paradigma da un approccio incentrato sulla cura a uno incentrato sul sollievo dei sintomi, sulla qualità della vita e sul benessere emotivo del paziente.

Le cure curative si concentrano sul raggiungimento di una cura completa o di una remissione della malattia. Spesso comporta trattamenti aggressivi come la chirurgia, la chemioterapia e la radioterapia, con l'obiettivo di combattere la malattia di base. A volte, però, nonostante questi trattamenti, la malattia progredisce o le opzioni terapeutiche non sono più efficaci.

È in questa fase che avviene il passaggio alle cure palliative. Quando la prospettiva di guarigione diminuisce, le cure palliative subentrano per offrire un supporto completo al paziente. L'attenzione si concentra sulla gestione dei sintomi, sulla prevenzione del dolore e del disagio e sul miglioramento della qualità di vita. Le cure palliative mirano a soddisfare le esigenze fisiche, psicologiche, sociali e spirituali dei pazienti e delle loro famiglie.

Il passaggio alle cure palliative richiede una comunicazione aperta e onesta tra l'équipe medica, il paziente e la sua famiglia. I pazienti devono essere informati in modo comprensibile sul decorso della loro malattia e sulle opzioni terapeutiche disponibili. Ciò consente ai pazienti di prendere decisioni informate sulle loro cure future.

Questa transizione può essere un momento emotivamente carico per i pazienti e le loro famiglie. Può suscitare sentimenti di paura, rabbia e tristezza, oltre a preoccupazioni sulla fine della vita. Ecco perché gli operatori sanitari che si occupano di cure palliative svolgono un ruolo fondamentale nel fornire supporto emotivo, rispondere alle domande e aiutare i pazienti a comprendere i benefici delle cure palliative.

In definitiva, il passaggio dalle cure curative a quelle palliative incarna la transizione verso un approccio all'assistenza che si concentra sulla qualità della vita, sul sollievo dai sintomi e sul rispetto dei valori e delle scelte del paziente. Segna il passaggio a un periodo in cui il comfort, la dignità e il benessere del paziente sono al centro dell'assistenza medica.

## Le diverse interpretazioni delle Cure Palliative

Le cure palliative, a causa della loro natura olistica e dell'approccio incentrato sul paziente, possono essere interpretate in modi diversi a seconda delle prospettive culturali, sociali e individuali. Queste diverse interpretazioni riflettono la complessità delle esigenze e dei valori di ciascun paziente, nonché le influenze culturali ed etiche che modellano la comprensione delle cure palliative in tutto il mondo.

*   **Alleviare il dolore e la sofferenza:** per molte persone, le cure palliative sono associate principalmente all'alleviamento del dolore fisico e della sofferenza emotiva nei pazienti che sono malati terminali o affetti da malattie incurabili. Questa interpretazione sottolinea l'importanza di fornire il massimo comfort al paziente, rispettando le sue scelte e la sua dignità.
*   **Migliorare la qualità di vita:** alcuni vedono le cure palliative come un modo per migliorare la qualità di vita dei pazienti alla fine della vita, cercando di ridurre al minimo gli effetti collaterali del trattamento, di prevenire e gestire i sintomi e di promuovere un approccio olistico che tenga conto degli aspetti fisici, emotivi e sociali.
*   **Approccio del benessere globale:** un'interpretazione più ampia delle cure palliative incorpora la nozione di benessere globale del paziente, comprendendo la gestione dei sintomi, il supporto psicologico, l'attenzione alle esigenze spirituali e il miglioramento delle relazioni familiari. Questa interpretazione riconosce l'importanza di trattare il paziente nella sua interezza, al di là della malattia.
*   **Transizione dai trattamenti curativi:** Le cure palliative possono anche essere viste come una transizione naturale dai trattamenti curativi intensivi a un approccio più delicato e incentrato sul paziente. Ciò può comportare un passaggio graduale da interventi medici aggressivi a un'assistenza mirata principalmente a fornire comfort e a garantire la qualità della vita.
*   **Rispetto dei valori e delle scelte:** un'interpretazione etica delle cure palliative sottolinea il rispetto assoluto dei valori e delle scelte del paziente. Mira a onorare i desideri del paziente alla fine della vita, sia che si tratti di rifiutare un trattamento aggressivo o di cercare una fine della vita pacifica e confortevole.
*   **Sostegno alla famiglia:** le cure palliative comprendono anche il sostegno alle famiglie e ai loro cari, riconoscendo

10

l'impatto emotivo della malattia terminale su tutti coloro che circondano il paziente.

Queste diverse interpretazioni riflettono la diversità delle prospettive sulle cure palliative, evidenziando la loro natura adattabile e flessibile per soddisfare le esigenze specifiche di ogni persona e della sua famiglia. Questa diversità riflette anche la complessità delle questioni etiche, culturali e psicologiche che circondano la fine della vita e la cura dei pazienti terminali.

## Filosofia e obiettivi delle cure palliative

### Alleviare le sofferenze piuttosto che guarire

Uno dei principi fondamentali delle cure palliative è che l'obiettivo primario non è curare la malattia di base, ma piuttosto alleviare la sofferenza e migliorare la qualità di vita dei pazienti in fase avanzata o alla fine della vita. Questo approccio si basa sul riconoscimento che, in alcuni casi, non è possibile una cura completa e che i pazienti devono affrontare sfide fisiche, emotive e spirituali uniche.

Le cure palliative hanno una visione olistica del paziente. Piuttosto che concentrarsi sulla soppressione della malattia, si concentra sulla gestione dei sintomi, sull'alleviamento del dolore, sulla prevenzione del disagio e sul miglioramento della qualità di vita. Questo approccio mira a consentire ai pazienti di vivere nel modo più confortevole e attivo possibile, rispettando i loro desideri e le loro scelte riguardo al trattamento e alla fine della vita.

L'idea fondamentale di questo approccio è che ogni paziente è unico, con esigenze e valori individuali. Pertanto, l'équipe di cure palliative lavora in collaborazione con il paziente e la famiglia per sviluppare un piano di assistenza personalizzato che risponda alle esigenze specifiche di ciascuno. Ciò comporta discussioni aperte sugli obiettivi di cura, sulle opzioni terapeutiche e sulle preferenze personali.

L'alleviamento della sofferenza nelle cure palliative comprende non solo la gestione del dolore fisico, ma anche gli aspetti emotivi, sociali e spirituali della sofferenza. I pazienti alla fine della vita possono provare sentimenti di ansia, paura, tristezza e perdita di controllo. Le cure palliative mirano a offrire un sostegno emotivo e psicologico, oltre a facilitare le conversazioni su questioni importanti come i desideri di fine vita e le cure di conforto.

Questo approccio, che si concentra sull'alleviare la sofferenza, può avere un impatto significativo sulla qualità di vita dei pazienti e sulla loro esperienza della fine della vita. Permette ai pazienti di concentrarsi su ciò che è importante per loro, di creare ricordi preziosi con i loro cari e di vivere ogni giorno con dignità e rispetto. Ponendo l'accento sulla compassione, l'empatia e l'ascolto attento, le cure palliative onorano il valore di ogni vita, anche quando la guarigione completa non è più un'opzione realistica.


## L'approccio olistico al paziente alla fine della vita

L'approccio olistico è al centro delle cure palliative e guida l'assistenza dei pazienti alla fine della vita in modo da riconoscere e rispondere alla loro natura complessa e multidimensionale. Questo approccio considera il paziente come un essere intero, integrando gli aspetti fisici, psicologici, sociali e spirituali della sua esistenza. Mira a fornire un supporto completo che vada oltre il semplice trattamento medico, offrendo ai pazienti l'opportunità di vivere i loro ultimi giorni con dignità, comfort e rispetto.

- **Fisico:** l'approccio olistico prende in considerazione le esigenze fisiche del paziente alla fine della vita. Ciò include la gestione del dolore, la prevenzione e il trattamento di sintomi come stanchezza, nausea e dispnea (difficoltà respiratorie). Le cure palliative si concentrano sul mantenimento di un livello ottimale di comfort per il paziente, adattando i trattamenti per minimizzare gli effetti collaterali e promuovendo il benessere fisico.
- **Aspetto psicologico:** i pazienti alla fine della vita possono affrontare sfide emotive come ansia, depressione, paura e perdita di controllo. L'approccio olistico mira a offrire un supporto psicologico ed emotivo, fornendo uno spazio sicuro per esprimere sentimenti e preoccupazioni. Gli operatori sanitari delle cure palliative sono formati per ascoltare con compassione, offrire sostegno e aiutare i pazienti a gestire le loro emozioni.
- **Aspetto sociale:** le relazioni sociali e familiari svolgono un ruolo essenziale nella vita dei pazienti alla fine della vita. L'approccio olistico integra la famiglia e i suoi cari nell'assistenza al paziente, fornendo supporto per

mantenere relazioni significative e facilitando la comunicazione tra i membri della famiglia. Le cure palliative riconoscono l'importanza della rete di supporto sociale del paziente e si sforzano di rafforzarla.

- **Aspetto spirituale:** la dimensione spirituale può essere profondamente importante per molti pazienti alla fine della vita, che abbiano o meno un credo religioso. Le cure palliative rispettano la dimensione spirituale del paziente, offrendo tempo per la riflessione, la preghiera o la meditazione in base alle preferenze e alle credenze individuali. Questa dimensione aiuta a dare significato e serenità ai pazienti alla fine della vita.

L'approccio olistico al paziente alla fine della vita è l'essenza delle cure palliative, che riflette il riconoscimento della complessità di ogni individuo e delle sue diverse esigenze. Affrontando gli aspetti fisici, psicologici, sociali e spirituali del paziente, le cure palliative mirano a migliorare la qualità della vita, a ridurre la sofferenza e a onorare la dignità e il valore di ogni persona in questa fase delicata del suo percorso.


## Mantenere la qualità di vita e la dignità

Il mantenimento della qualità di vita e della dignità è una delle pietre miliari delle cure palliative. Quando la cura completa non è più un'opzione realistica, le cure palliative si concentrano sulla creazione di un ambiente in cui i pazienti alla fine della vita possano vivere i loro giorni rimanenti con comfort, rispetto e una qualità di vita ottimale, preservando la loro dignità e autonomia.

- **Gestione dei sintomi:** i sintomi dolorosi e fastidiosi sono comuni nei pazienti alla fine della vita. Le cure palliative si concentrano sull'identificazione, la valutazione e la gestione efficace di questi sintomi per migliorare il comfort fisico del paziente. Ciò può comportare l'uso di farmaci, terapie complementari e tecniche di gestione del dolore per garantire il massimo sollievo.

- **Preservazione dell'autonomia:** i pazienti alla fine della vita possono sentire una perdita di controllo sulla propria vita con il progredire della malattia. Le cure palliative pongono una forte enfasi sul rispetto dell'autonomia dei pazienti. Gli operatori sanitari lavorano a stretto contatto con i pazienti per determinare i loro desideri riguardo al trattamento, per dare loro l'opportunità di prendere decisioni informate sulla loro assistenza e per rispettare le loro scelte personali.

- **Pianificazione personalizzata dell'assistenza:** un approccio individualizzato alle cure palliative significa che ogni paziente ha un piano di assistenza personalizzato in base alle sue esigenze specifiche. Gli operatori sanitari delle cure palliative collaborano con il paziente e la famiglia per sviluppare un piano di assistenza che tenga conto dei desideri del paziente, delle sue preferenze terapeutiche e delle sue esigenze generali.

- **Supporto emotivo e psicologico:** i pazienti alla fine della vita possono sperimentare una complessa gamma di emozioni, dall'ansia alla tristezza alla rabbia. Le cure palliative offrono un supporto emotivo e psicologico per aiutare i pazienti a gestire questi sentimenti, a esprimere le loro preoccupazioni e a trovare il modo di vivere con uno sguardo positivo nonostante le circostanze.

- **Mantenere le relazioni familiari:** la fine della vita può essere un momento in cui le relazioni familiari sono messe alla prova. Le cure palliative incoraggiano una comunicazione aperta tra il paziente, la famiglia e i suoi cari. Offre supporto per mantenere relazioni significative, attenuare i conflitti e creare ricordi preziosi.

- **Rispetto della dignità:** la dignità del paziente è un principio fondamentale delle cure palliative. Gli operatori sanitari delle cure palliative riconoscono il valore intrinseco di ogni individuo e si assicurano che il paziente sia trattato sempre con rispetto, compassione e dignità.

In breve, il mantenimento della qualità di vita e della dignità è al centro della filosofia delle cure palliative. Offrendo un supporto completo che tiene conto degli aspetti fisici, emotivi, sociali e spirituali della vita del paziente, le cure palliative mirano a creare un ambiente in cui ogni paziente possa vivere i suoi ultimi giorni in modo significativo e confortevole, preservando la sua dignità e autonomia.

## Storia delle cure palliative

### I pionieri delle cure palliative: Dama Cicely Saunders

Dame Cicely Saunders è ampiamente riconosciuta come una delle principali pioniere nello sviluppo e nella promozione delle moderne cure palliative. Il suo lavoro pionieristico e la sua passione per il miglioramento della qualità di vita dei pazienti in fase avanzata e alla fine della vita hanno gettato le basi per quello che è diventato un approccio essenziale e rispettoso all'assistenza.

Nata il 22 giugno 1918 in Inghilterra, Cicely Saunders è stata sia medico che assistente sociale. Ha iniziato la sua carriera come infermiera e ha continuato a studiare medicina all'età di 33 anni. Fu durante il suo lavoro come studentessa di medicina che fu profondamente colpita dall'esperienza dei pazienti malati terminali in un ospizio di Londra.

La Saunders rimase colpita dalla mancanza di assistenza e supporto specialistico per i pazienti alla fine della vita, il che motivò la sua ricerca di creare un ambiente in cui i pazienti potessero vivere i loro ultimi giorni con dignità e comfort. Nel 1967, fondò il St. Christopher's Hospice, il primo hospice moderno di Londra. Era un luogo innovativo che incorporava un approccio olistico alle cure palliative.

L'approccio di Cicely Saunders alle cure palliative era profondamente umano e olistico. Credeva fermamente nella necessità di alleviare il dolore fisico, ma comprendeva anche l'importanza di soddisfare le esigenze emotive, psicologiche e spirituali dei pazienti. Ha introdotto il concetto di 'dolore totale', che comprende tutta la sofferenza associata alla malattia terminale, incluso il dolore fisico, il dolore emotivo, la sofferenza psicologica e i bisogni spirituali.

La visione di Cicely Saunders ha anche contribuito a formare gli operatori sanitari nelle cure palliative, sottolineando l'importanza dell'ascolto attento, della comunicazione aperta e dell'empatia verso i pazienti alla fine della vita. La sua influenza si è estesa ben oltre il Regno Unito, ispirando la creazione di hospice e programmi di cure palliative in tutto il mondo.

Dame Cicely Saunders ha lasciato un'eredità duratura nel campo delle cure palliative. La sua dedizione al miglioramento della qualità di vita dei pazienti alla fine della vita, la sua enfasi sulla dignità, sul rispetto e su un approccio olistico all'assistenza hanno influenzato il modo in cui le cure palliative vengono erogate oggi. Ha gettato le basi per un approccio incentrato sul paziente che riconosce il valore e l'importanza di ogni vita, anche nei momenti più difficili.

## L'evoluzione delle cure palliative nel mondo

L'evoluzione delle cure palliative in tutto il mondo riflette una trasformazione significativa nel modo in cui la società si avvicina alla fine della vita, al dolore e alla sofferenza. Sebbene le cure palliative abbiano radici storiche, il loro sviluppo e il riconoscimento ufficiale come disciplina medica a sé stante sono stati segnati da progressi significativi negli ultimi decenni.

Nelle prime fasi del movimento delle cure palliative, pionieri come Dame Cicely Saunders hanno gettato le basi dell'approccio moderno, concentrandosi sull'alleviamento della sofferenza, sulla gestione del dolore e sulla qualità della vita dei pazienti terminali. Il St. Christopher's Hospice, fondato dalla Saunders, è diventato il modello per molti altri hospice in tutto il mondo.

Tuttavia, ci è voluto del tempo prima che le cure palliative fossero pienamente riconosciute e integrate nei sistemi sanitari. Nel corso degli anni, grazie all'impegno di attivisti, professionisti della salute e organizzazioni internazionali, le cure palliative hanno guadagnato visibilità e importanza. Ecco alcune tappe fondamentali nello sviluppo delle cure palliative a livello mondiale:

- **Anni '70-'80: espansione degli hospice e dei programmi di cure palliative**
  Gli anni '70 e '80 hanno visto una rapida crescita del numero di hospice e di programmi di cure palliative in tutto il mondo, in gran parte come risultato del crescente riconoscimento dell'importanza di trattare i pazienti alla fine della vita in modo olistico.

- **Anni '90: formazione ed educazione per gli operatori sanitari**
  Nel corso degli anni '90, sono stati sviluppati programmi di formazione e addestramento in cure palliative per gli operatori sanitari. Ciò ha contribuito ad aumentare la qualità delle cure palliative e a formare una nuova generazione di operatori specializzati.

- **Anni 2000: riconoscimento internazionale**
  Nei primi anni 2000, l'Organizzazione Mondiale della Sanità (OMS) ha riconosciuto le cure palliative come componente essenziale dei servizi sanitari. Questo ha portato ad una maggiore integrazione delle cure palliative nelle politiche sanitarie nazionali e internazionali.

- **2010 e oltre: aree di applicazione in espansione**
  Nell'ultimo decennio, le cure palliative hanno ampliato il

loro campo di applicazione, includendo non solo i pazienti oncologici in fase terminale, ma anche quelli affetti da malattie croniche progressive, patologie cardiache, demenza e altre condizioni. Anche le cure palliative pediatriche hanno acquisito importanza.

- **Integrazione nei sistemi sanitari**
  Sempre più Paesi stanno integrando le cure palliative nei loro sistemi sanitari, offrendo un maggiore accesso alle cure palliative per i pazienti e le famiglie. I team multidisciplinari di cure palliative lavorano a fianco dei team medici per fornire un supporto completo.

L'evoluzione delle cure palliative in tutto il mondo mostra un crescente riconoscimento dell'importanza di preservare la dignità, la qualità della vita e il comfort dei pazienti alla fine della vita. Le cure palliative sono ora considerate una parte essenziale dell'assistenza sanitaria, con costanti progressi nella ricerca, nella formazione e nell'integrazione nei sistemi sanitari nazionali.

## Riconoscimento e legittimità delle cure palliative

Il riconoscimento e la legittimità delle cure palliative si sono evoluti in modo significativo nel corso degli anni, passando da un approccio marginale a una disciplina medica essenziale integrata nei sistemi sanitari di tutto il mondo. Questa evoluzione riflette una crescente consapevolezza dell'importanza di preservare la dignità, la qualità della vita e il benessere dei pazienti in fase terminale e morente.

- **Dalla marginalità al riconoscimento:** inizialmente, le cure palliative erano spesso viste come un approccio alternativo e marginale ai trattamenti curativi aggressivi. Tuttavia, grazie all'impegno di pionieri come Dame Cicely Saunders e alla dimostrazione dell'efficacia delle cure palliative nell'alleviare il dolore e la sofferenza, ha ottenuto il riconoscimento.
- **Integrazione nei sistemi sanitari: negli** ultimi decenni, le cure palliative hanno acquisito legittimità grazie alla loro graduale integrazione nei sistemi sanitari nazionali. Le organizzazioni sanitarie e i governi hanno riconosciuto che le cure palliative sono un approccio complementare ed essenziale ai trattamenti curativi, offrendo un supporto completo ai pazienti alla fine della vita.

- **Riconoscimento da parte dell'Organizzazione Mondiale della Sanità (OMS):** nel 2002, l'OMS ha pubblicato il suo rapporto sullo ouro palliative, riconoscendone l'importanza come componente vitale dei servizi sanitari. Questo riconoscimento internazionale ha contribuito a rafforzare la posizione delle cure palliative in campo medico e a incoraggiare i governi a integrare le cure palliative nelle loro politiche sanitarie.

- **Formazione e istruzione:** la legittimità delle cure palliative è stata rafforzata anche dallo sviluppo di programmi di formazione e istruzione per gli operatori sanitari. Le università e gli istituti medici offrono oggi programmi di specializzazione in cure palliative, formando una nuova generazione di operatori competenti.

- **Ricerca e prove:** la ricerca sulle cure palliative ha contribuito a stabilire una solida base per la legittimità di questo approccio. Gli studi clinici e le ricerche sugli effetti delle cure palliative sulla qualità della vita, sulla gestione del dolore e sulla soddisfazione dei pazienti hanno rafforzato la sua credibilità.

- **Sostegno ai pazienti e alle famiglie:** l'esperienza positiva dei pazienti e delle loro famiglie che hanno beneficiato di cure palliative di qualità ha svolto un ruolo importante nel riconoscimento e nella legittimazione di questa assistenza. Testimonianze e feedback positivi hanno dimostrato l'impatto positivo delle cure palliative sulla vita dei pazienti alla fine della vita.

Il crescente riconoscimento e la legittimità delle cure palliative testimoniano la loro importanza come approccio medico essenziale. Le cure palliative si sono evolute in una disciplina multidisciplinare che si integra nei sistemi sanitari, affrontando le esigenze fisiche, emotive, sociali e spirituali dei pazienti alla fine della vita e delle loro famiglie.

# Il posto delle cure palliative nel campo medico

### Le cure palliative integrano il trattamento curativo
Le cure palliative e i trattamenti curativi sono due approcci distinti all'assistenza medica, ma possono essere complementari e interagire in modo vantaggioso per i pazienti con malattie gravi o terminali. Mentre i trattamenti curativi

mirano a combattere la malattia di base, le cure palliative si concentrano sull'alleviamento del dolore e della sofferenza e sul miglioramento della qualità della vita. La natura complementare di questi due approcci può fornire ai pazienti un'assistenza completa e olistica.

- **Obiettivi diversi, coerenza complessiva:** i trattamenti curativi mirano a debellare la malattia, mentre le cure palliative si concentrano sulla gestione dei sintomi e sul miglioramento della qualità di vita, anche quando non è possibile una cura completa. I due approcci possono coesistere in coerenza, dove i trattamenti curativi possono essere continuati integrando le cure palliative per migliorare il comfort del paziente.

- **Gestire gli effetti collaterali:** i trattamenti curativi, come la chemioterapia e la radioterapia, possono spesso provocare effetti collaterali indesiderati, come nausea, affaticamento e perdita di appetito. Le cure palliative possono svolgere un ruolo essenziale nella gestione di questi effetti collaterali, assicurando che i pazienti possano tollerare il trattamento e mantenere una qualità di vita ottimale.

- **Transizione graduale:** quando la malattia progredisce e le opzioni di trattamento curativo diventano meno efficaci, le cure palliative possono essere introdotte gradualmente per aiutare il paziente a passare senza problemi da un approccio curativo a uno incentrato sul comfort e sulla qualità di vita.

- **Supporto emotivo:** i trattamenti curativi possono essere emotivamente impegnativi per i pazienti e le loro famiglie. Le cure palliative offrono un supporto emotivo e psicologico per aiutare i pazienti ad affrontare l'ansia, la paura e lo stress associati al trattamento e alla malattia.

- **Cure olistiche:** insieme, le cure palliative e i trattamenti curativi possono fornire un'assistenza olistica al paziente. Gli operatori sanitari delle cure palliative lavorano a stretto contatto con l'équipe medica per garantire che vengano prese in considerazione le esigenze fisiche, emotive e spirituali del paziente.

- **Sostegno ai propri cari:** le cure palliative forniscono anche un sostegno ai propri cari e alle famiglie, aiutandoli a superare le sfide emotive e pratiche della malattia e del trattamento.

In definitiva, la complementarietà delle cure palliative con i trattamenti curativi può fornire un'assistenza più olistica e incentrata sul paziente. Questo approccio riconosce le molteplici esigenze dei pazienti con malattie gravi o terminali e mira a migliorare la loro qualità di vita, mantenendo un equilibrio tra il trattamento della malattia di base e l'alleviamento del dolore e della sofferenza.

### I progressi della Medicina Palliativa nel tempo

La medicina palliativa ha subito progressi significativi nel corso del tempo, grazie alla combinazione di progressi medici, ricerca clinica, maggiore consapevolezza e migliore comprensione delle esigenze dei pazienti alla fine della vita. Questi progressi hanno contribuito a trasformare le cure palliative in una disciplina medica rispettata, riconosciuta e ampiamente integrata nei sistemi sanitari di tutto il mondo.

- **Gestione del dolore e dei sintomi:** uno dei progressi più significativi nelle cure palliative è stato lo sviluppo di tecniche avanzate di gestione del dolore e dei sintomi. Sono stati sviluppati farmaci più efficaci, approcci innovativi alla gestione del dolore e terapie complementari per offrire ai pazienti un sollievo ottimale.
- **Piani di assistenza individualizzati:** con l'enfasi su un approccio olistico, le cure palliative si sono evolute verso piani di assistenza più individualizzati. Gli operatori sanitari delle cure palliative lavorano a stretto contatto con i pazienti e le loro famiglie per creare piani di assistenza personalizzati che rispondano alle loro esigenze e ai loro valori specifici.
- **Cure palliative pediatriche: un** progresso significativo è stato il riconoscimento dell'importanza delle cure palliative pediatriche per i bambini con malattie gravi e terminali. Le cure palliative pediatriche sono diventate una specialità distinta, che tiene conto delle esigenze uniche dei piccoli pazienti e delle loro famiglie.
- **Ricerca sulle cure palliative: La** ricerca in cure palliative si è sviluppata in modo considerevole, contribuendo a una migliore comprensione delle esigenze dei pazienti e allo sviluppo delle migliori prassi. Gli studi clinici hanno valutato l'efficacia dei trattamenti e degli interventi di cure palliative, guidando gli operatori verso approcci basati sull'evidenza.

- **Formazione e istruzione:** l'istituzione di programmi di formazione e istruzione specializzati in cure palliative ha portato alla formazione di professionisti sanitari altamente qualificati in questo campo. La formazione multidisciplinare ha rafforzato le competenze dei team di cure palliative e ha contribuito a garantire un'assistenza di alta qualità.
- **Integrazione nei sistemi sanitari:** la crescente integrazione delle cure palliative nei sistemi sanitari nazionali e regionali rappresenta un importante passo avanti. Sempre più Paesi riconoscono le cure palliative come una componente essenziale dei servizi sanitari e le integrano nelle loro politiche sanitarie.
- **Progressi tecnologici:** anche i progressi tecnologici hanno contribuito alle cure palliative. La teleassistenza, le applicazioni di monitoraggio dei sintomi e gli strumenti di comunicazione online rendono più facile il monitoraggio dei pazienti e l'accesso alle cure palliative, anche a distanza.

La costante evoluzione delle cure palliative testimonia la capacità della disciplina di adattarsi alle mutevoli esigenze dei pazienti e ai progressi della medicina. Questi progressi hanno migliorato la qualità della vita dei pazienti alla fine della vita, aumentato la consapevolezza dell'importanza delle cure palliative e assicurato che i pazienti ricevano l'assistenza più appropriata e compassionevole possibile.

## Le cure palliative sono un diritto fondamentale del paziente.

Le cure palliative sono sempre più riconosciute non solo come un approccio medico essenziale, ma anche come un diritto fondamentale del paziente alla fine della vita. Affrontare le esigenze fisiche, emotive, sociali e spirituali dei malati terminali riflette una visione olistica della dignità umana e del rispetto per la vita, ed è un diritto intrinseco di ogni individuo.

- **Diritto alla dignità e al comfort:** i pazienti malati terminali hanno il diritto di vivere i loro ultimi giorni in dignità e comfort. Le cure palliative mirano ad alleviare il dolore e i sintomi, ad offrire sostegno emotivo e a migliorare la qualità della vita, assicurando che ogni paziente sia trattato con rispetto e compassione.

21

- **Diritto all'autonomia e alla scelta:** i pazienti hanno il diritto di partecipare alle decisioni sulla loro assistenza e sul loro trattamento. Le cure palliative enfatizzano il principio dell'autonomia del paziente, fornendo informazioni complete sulle opzioni terapeutiche, rispettando le scelte personali e coinvolgendo i pazienti nella pianificazione delle loro cure.
- **Diritto alla comunicazione e all'informazione:** i pazienti hanno il diritto di essere informati in modo comprensibile sulla loro condizione, sulle opzioni terapeutiche e sulle implicazioni di queste scelte. Gli operatori sanitari delle cure palliative promuovono una comunicazione aperta e onesta per consentire ai pazienti di prendere decisioni informate.
- **Diritto alla spiritualità e alle convinzioni:** le cure palliative riconoscono il diritto dei pazienti di esprimere la propria spiritualità e le proprie convinzioni, siano esse religiose o meno. Il rispetto della dimensione spirituale del paziente è fondamentale per fornire un'assistenza completa e olistica.
- **Diritto alla qualità della vita:** ogni paziente ha il diritto di vivere una vita di qualità, anche nella fase terminale. Le cure palliative cercano di migliorare la qualità della vita, tenendo conto delle esigenze fisiche, emotive, sociali e spirituali del paziente.
- **Il diritto a un'assistenza personalizzata:** I pazienti hanno il diritto di ricevere un'assistenza personalizzata in base alle loro esigenze e preferenze individuali. Le cure palliative si concentrano sulla creazione di piani di assistenza personalizzati che tengano conto dei valori e dei desideri del paziente.
- **Il diritto alla famiglia e ai propri cari:** i pazienti hanno il diritto di essere circondati dai propri cari e di ricevere il sostegno della famiglia durante la fase terminale. Le cure palliative riconoscono l'importanza del sostegno sociale e familiare e spesso includono le famiglie nella loro assistenza.

Il riconoscimento delle cure palliative come diritto fondamentale del paziente riflette un importante progresso nel modo in cui la società considera la fine della vita. Questo approccio enfatizza i valori della compassione, del rispetto e della dignità, e garantisce che ogni persona possa vivere i suoi ultimi giorni secondo le proprie preferenze ed esigenze, circondata da un team di professionisti sanitari impegnati a fornire un'assistenza compassionevole e di alta qualità.

## Importanza delle cure palliative nella società

### Sfide demografiche e invecchiamento della popolazione

Il cambiamento demografico, caratterizzato dall'invecchiamento della popolazione, pone sfide significative alle cure palliative. Con l'aumento dell'aspettativa di vita e l'invecchiamento della popolazione in molte parti del mondo, sta diventando imperativo sviluppare approcci appropriati per soddisfare le crescenti esigenze dei malati terminali e dei morenti.

- **Invecchiamento della popolazione:** l'aumento dell'aspettativa di vita, combinato con tassi di natalità più bassi, sta portando ad un aumento della percentuale di persone anziane nella popolazione. Questa tendenza demografica è particolarmente visibile nei Paesi industrializzati e pone delle sfide in termini di soddisfazione delle esigenze specifiche di questa popolazione.
- **Condizioni mediche complesse:** gli anziani spesso presentano una moltitudine di problemi di salute cronici e complessi, come malattie cardiache, condizioni neurologiche e malattie degenerative. La gestione di queste condizioni terminali richiede un approccio multidisciplinare e una comprensione approfondita delle interazioni mediche.
- **Crescente necessità di cure palliative:** L'invecchiamento della popolazione sta portando a un aumento del numero di persone che richiedono cure palliative. Le risorse di cure palliative dovranno quindi essere ampliate per soddisfare la crescente domanda.
- **Bisogni sociali ed emotivi complessi:** I malati terminali anziani possono affrontare sfide sociali ed emotive uniche, come l'isolamento, la solitudine e la preoccupazione per i propri cari. Le cure palliative devono tenere conto di questi aspetti per fornire un supporto olistico.
- **Preferenze di fine vita:** gli anziani possono avere preferenze specifiche riguardo all'assistenza alla fine della vita, compreso il luogo di morte. Le cure palliative devono essere in grado di rispettare queste preferenze, pur fornendo un'assistenza di qualità.

- **Formazione specialistica:** gli operatori sanitari dovranno essere formati per affrontare le esigenze particolari dei malati terminali anziani. Ciò include la comprensione delle condizioni mediche associate all'invecchiamento e le competenze per comunicare con i pazienti anziani e le loro famiglie.
- **Onere per le famiglie:** l'invecchiamento della popolazione può anche aumentare l'onere per le famiglie e gli assistenti, che spesso forniscono assistenza ai malati terminali. Le cure palliative devono includere il sostegno alle famiglie e agli assistenti informali.

Rispondere alle sfide demografiche e all'invecchiamento della popolazione richiede un approccio proattivo e ponderato alle cure palliative. È fondamentale sviluppare strategie per anticipare le esigenze future, espandere le risorse di cure palliative e mettere in atto sistemi di assistenza che riconoscano e tengano conto delle specificità legate all'età nell'assistenza ai pazienti alla fine della vita.

## Riduzione dei costi medici attraverso le cure palliative

Le cure palliative svolgono un ruolo importante nel ridurre i costi medici associati ai trattamenti aggressivi alla fine della vita. Adottando un approccio incentrato sul sollievo dal dolore, sulla qualità della vita e sulla gestione dei sintomi, le cure palliative possono contribuire a ridurre le spese dei trattamenti inutili o inappropriati, offrendo al contempo un supporto olistico ai pazienti e alle loro famiglie.

- **Evitare trattamenti non necessari:** i pazienti in fase terminale che non possono più beneficiare di trattamenti curativi aggressivi possono essere sottoposti a interventi medici costosi e potenzialmente dannosi. Le cure palliative si concentrano sulla fornitura di un'assistenza che corrisponde alle esigenze e ai desideri del paziente, evitando così trattamenti inutili e costosi.
- **Ridurre i ricoveri ripetuti:** I pazienti in fase terminale possono subire costosi ricoveri multipli in ospedale. Le cure palliative a casa o in un hospice possono aiutare a gestire i sintomi e fornire un supporto medico ed emotivo, riducendo la necessità di ricoveri frequenti.
- **Ottimizzazione dell'uso delle risorse:** le cure palliative utilizzano le risorse in modo efficiente, indirizzando gli

interventi su ciò che è più importante per il paziente. In questo modo si ottimizza l'uso dei letti ospedalieri, del personale medico e delle attrezzature.

- **Migliore gestione del dolore:** una gestione efficace del dolore e dei sintomi riduce la necessità di interventi medici costosi per trattare gli effetti collaterali dei trattamenti aggressivi.
- **Riduzione dei trattamenti terminali:** i trattamenti curativi aggressivi nella fase terminale possono non offrire benefici significativi e possono essere costosi. Le cure palliative si concentrano sulle esigenze del paziente e possono ridurre il ricorso a trattamenti inefficaci.
- **Promuovere l'assistenza domiciliare: le** cure palliative a domicilio possono essere un'alternativa più conveniente al ricovero ospedaliero, offrendo al contempo un ambiente confortevole e familiare per il paziente.
- **Miglioramento della qualità di vita:** migliorando la qualità di vita e riducendo il dolore e la sofferenza, i pazienti possono vivere un'esperienza più positiva alla fine della vita, che può anche avere un impatto positivo sui costi di salute mentale ed emotiva associati.
- **Pianificazione precoce dell'assistenza: una** pianificazione precoce delle cure palliative consente ai pazienti e alle loro famiglie di prendere decisioni informate e di evitare spese inutili alla fine della vita.

Adottando un approccio incentrato sul paziente e concentrandosi sulla qualità della vita e sulla gestione efficace dei sintomi, le cure palliative possono non solo migliorare l'esperienza del paziente alla fine della vita, ma anche contribuire a un risparmio significativo sui costi medici. Questo approccio olistico promuove un uso più efficiente delle risorse, offrendo ai pazienti un'assistenza compassionevole che rispetta le loro esigenze e i loro desideri.

## Cure palliative in un contesto culturale e religioso

Le cure palliative devono tenere conto della diversità culturale e religiosa dei pazienti alla fine della vita, riconoscendo l'importanza delle loro credenze, valori e pratiche nel processo di cura. Il rispetto di questi aspetti culturali e religiosi è essenziale per fornire un'assistenza di qualità, rispettosa e adattata alle esigenze individuali dei pazienti e delle loro famiglie.

- **Diversità culturale:** i pazienti alla fine della vita provengono da culture diverse, ciascuna con le proprie norme, tradizioni e valori. Le cure palliative devono essere sensibili a questa diversità e adattare gli approcci assistenziali in base alle credenze culturali e alle pratiche specifiche.

- **Importanza della comunicazione:** gli operatori sanitari in cure palliative devono stabilire una comunicazione aperta e rispettosa con i pazienti e le loro famiglie, per comprendere le loro convinzioni culturali e religiose. Ciò consente di personalizzare l'assistenza tenendo conto di questi fattori.

- **Pratiche funerarie:** le pratiche funerarie variano da una cultura all'altra. È importante rispettare i desideri del paziente e della sua famiglia in merito ai rituali funebri e ai preparativi dopo la morte.

- **Riti spirituali :** Le cure palliative devono consentire ai pazienti e alle loro famiglie di praticare i loro riti spirituali e rituali in conformità con le loro credenze religiose.

- **Alimentazione e restrizioni dietetiche:** alcune credenze religiose impongono restrizioni dietetiche o standard specifici per la preparazione del cibo. Le cure palliative devono rispettare queste esigenze nutrizionali e fornire pasti compatibili con le prescrizioni religiose.

- **Assistenza spirituale:** le esigenze spirituali e religiose dei pazienti alla fine della vita devono essere prese in considerazione. Le cure palliative devono offrire un supporto spirituale o religioso in base alle preferenze del paziente.

- **Famiglie e comunità:** le cure palliative spesso coinvolgono la famiglia e la comunità del paziente. È importante comprendere le dinamiche familiari e i ruoli culturali per fornire un supporto adeguato.

- **Formazione culturale e religiosa:** gli operatori sanitari delle cure palliative devono essere formati per riconoscere e rispettare le esigenze culturali e religiose dei pazienti. La consapevolezza e l'educazione sono essenziali per fornire un'assistenza adeguata.

- **Collaborazione interdisciplinare:** gli assistenti sociali, i consulenti spirituali e altri professionisti possono svolgere un ruolo importante nell'affrontare gli aspetti culturali e religiosi delle cure palliative. La collaborazione interdisciplinare è essenziale per fornire un'assistenza completa.

Le cure palliative in un contesto culturale e religioso richiedono un approccio flessibile e rispettoso che riconosca le esigenze individuali dei pazienti e delle loro famiglie. Integrando le credenze e le pratiche culturali e religiose nella pianificazione dell'assistenza, le cure palliative possono offrire un'assistenza completa che rispetta la dignità e i valori di ogni paziente alla fine della vita.

# Capitolo 2

# Principi fondamentali delle cure palliative

# Approccio globale e olistico al paziente

**Tenendo conto delle esigenze fisiche, psicologiche e sociali**
Le cure palliative adottano un approccio olistico che riconosce le esigenze multiple e interconnesse dei pazienti alla fine della vita. Questo approccio globale prende in considerazione le esigenze fisiche, psicologiche e sociali, con l'obiettivo di migliorare la qualità della vita e offrire un supporto completo ai pazienti e alle loro famiglie.

- **Esigenze fisiche:** i pazienti alla fine della vita possono sperimentare una serie di sintomi fisici e dolore, come dolore, stanchezza, nausea e dispnea. Gli operatori sanitari delle cure palliative valutano e gestiscono questi sintomi in modo efficace per ridurre la sofferenza e migliorare il comfort del paziente.
- **Bisogni psicologici:** i pazienti alla fine della vita possono provare una serie di emozioni, tra cui ansia, paura, tristezza e angoscia. Le cure palliative forniscono un supporto psicologico ed emotivo per aiutare i pazienti a gestire queste emozioni e a migliorare il loro benessere mentale.
- **Esigenze sociali:** i pazienti alla fine della vita possono sperimentare l'isolamento e la solitudine, e bisogna tenere conto anche delle loro esigenze sociali. Le cure palliative incoraggiano il sostegno familiare e sociale, facilitano l'interazione con amici e parenti e aiutano i pazienti a mantenere i loro legami sociali.
- **Supporto spirituale:** per alcuni pazienti, le esigenze spirituali e religiose sono importanti alla fine della vita. Le cure palliative riconoscono queste esigenze e forniscono un supporto spirituale o religioso in base alle preferenze del paziente.
- **Qualità di vita:** l'obiettivo finale delle cure palliative è migliorare la qualità di vita del paziente. Ciò implica la comprensione degli aspetti fisici, psicologici e sociali che contribuiscono alla qualità di vita e il lavoro per ottimizzarli.
- **Approccio personalizzato:** ogni paziente ha esigenze uniche. Gli operatori sanitari delle cure palliative collaborano con i pazienti e le loro famiglie per creare piani di assistenza personalizzati che rispondano alle loro esigenze specifiche.

- **Comunicazione aperta: una** comunicazione aperta tra pazienti, famiglie e operatori sanitari è essenziale per identificare e rispondere alle esigenze fisiche, psicologiche e sociali. La comunicazione aperta permette anche ai pazienti di esprimere le loro preoccupazioni e preferenze.
- **Team multidisciplinare: le** cure palliative spesso coinvolgono un team multidisciplinare di medici, infermieri, assistenti sociali, consulenti spirituali e altri professionisti. Questo team lavora insieme per fornire un'assistenza completa che tenga conto di tutti gli aspetti delle esigenze del paziente.

Prendendo in considerazione le esigenze fisiche, psicologiche e sociali dei pazienti alla fine della vita, le cure palliative offrono un approccio olistico che mira a migliorare la qualità della vita, ad alleviare la sofferenza e a fornire un supporto completo. Questo approccio olistico riconosce l'importanza di trattare ogni paziente come un individuo, con esigenze e preferenze uniche.

## Assistenza personalizzata in base alla personalità del paziente

Una componente essenziale delle cure palliative è l'individualizzazione dell'assistenza in base alla personalità del paziente. Ogni paziente è unico, con la sua personalità, le sue preferenze e i suoi valori. I professionisti delle cure palliative riconoscono l'importanza di questa individualità e adattano l'assistenza alle esigenze specifiche di ogni paziente.

- **Valutazione approfondita: l'**assistenza personalizzata inizia con una valutazione approfondita della personalità, delle preferenze e dei valori del paziente. Gli operatori sanitari delle cure palliative si prendono il tempo necessario per conoscere il paziente e capire ciò che conta di più per lui.
- **Rispettare le preferenze: le** cure palliative tengono conto delle preferenze del paziente in termini di trattamento, gestione dei sintomi e processo decisionale. Gli operatori sanitari lavorano con i pazienti per rispettare le loro scelte e i loro desideri.
- **Adattare la comunicazione: la** comunicazione con i pazienti viene adattata in base alla loro personalità. Alcuni pazienti possono preferire informazioni dettagliate, mentre

31

altri possono preferire una comunicazione più concisa e delicata.

- **Approccio compassionevole:** Le cure palliative riconoscono che ogni paziente è unico e richiede un approccio compassionevole e personalizzato. Gli operatori sanitari delle cure palliative si sforzano di creare un legame con il paziente per comprendere meglio le sue esigenze e offrire un supporto adeguato.
- **Incorporare hobby e interessi:** le cure palliative possono incorporare gli hobby e gli interessi del paziente nella pianificazione dell'assistenza. Questo può aiutare a mantenere la qualità di vita e a creare momenti di gioia.
- **Supporto psicologico personalizzato:** i pazienti reagiscono in modo diverso alla malattia e alla fine della vita, a seconda della loro personalità. Gli operatori sanitari delle cure palliative offrono un supporto psicologico personalizzato per aiutare i pazienti a gestire le loro emozioni e preoccupazioni.
- **Collaborazione con la famiglia:** l'individualizzazione dell'assistenza spesso implica la collaborazione con la famiglia del paziente. I parenti conoscono la personalità del paziente e possono aiutare a personalizzare l'assistenza.
- **Mantenimento della dignità:** l'assistenza personalizzata aiuta a mantenere la dignità del paziente. L'assistenza viene adattata per rispettare la personalità e i desideri del paziente.

L'individualizzazione dell'assistenza in base alla personalità del paziente riflette l'impegno delle cure palliative a trattare ogni paziente come una persona unica, con le proprie esigenze, valori e preferenze. Prendendo in considerazione la personalità del paziente, le cure palliative creano un ambiente di cura rispettoso, compassionevole e incentrato sul paziente, promuovendo così un'esperienza di fine vita più positiva e soddisfacente.


### Collaborazione interdisciplinare per un approccio globale
La collaborazione interdisciplinare è al centro delle cure palliative, consentendo un approccio olistico e completo per soddisfare le esigenze complesse dei pazienti alla fine della vita. Professionisti di diverse discipline lavorano insieme per fornire un'assistenza olistica che comprenda gli aspetti fisici,

psicologici, sociali e spirituali, garantendo un coordinamento efficace e una comunicazione trasparente.

• **Team multidisciplinare:** le cure palliative di solito coinvolgono un team multidisciplinare di medici, infermieri, assistenti sociali, consulenti spirituali, terapisti e altri professionisti della salute. Ogni membro del team apporta competenze uniche per offrire un'assistenza completa.

• **Comunicazione trasparente: La** collaborazione interdisciplinare si basa su una comunicazione trasparente e regolare tra i membri del team. Ciò consente di condividere le informazioni rilevanti, di coordinare l'assistenza e di adattare i piani di trattamento in base alle esigenze del paziente.

• **Pianificazione assistenziale coerente:** Lavorando insieme, gli operatori sanitari delle cure palliative sviluppano piani di assistenza coerenti che tengono conto di tutti gli aspetti delle esigenze del paziente. Questo evita le ridondanze e garantisce un uso efficiente delle risorse.

• **Approccio olistico:** ogni professionista apporta la propria esperienza nel rispettivo campo, contribuendo a un approccio completo e olistico. Ad esempio, gli infermieri possono concentrarsi sulle esigenze fisiche, gli assistenti sociali sugli aspetti sociali ed emotivi e i consulenti spirituali sulle esigenze spirituali.

• **Supporto emotivo:** le emozioni e le preoccupazioni dei pazienti alla fine della vita richiedono un'attenzione particolare. La collaborazione interdisciplinare consente di fornire un supporto emotivo più completo, aiutando i pazienti a gestire le loro preoccupazioni ed emozioni.

• **Assistenza completa:** le cure palliative mirano a fornire un'assistenza completa. La collaborazione interdisciplinare consente di soddisfare tutte le esigenze del paziente, garantendo che nessun aspetto importante venga trascurato.

• **Approccio personalizzato:** lavorando insieme, il team interdisciplinare può adattare l'assistenza alle esigenze e alle preferenze individuali del paziente. Ciò contribuisce a migliorare la qualità di vita e la soddisfazione del paziente.

• **Formazione continua:** gli operatori sanitari che lavorano nelle cure palliative devono formarsi continuamente e tenersi aggiornati sugli sviluppi nei rispettivi campi. La collaborazione interdisciplinare incoraggia l'apprendimento continuo e l'aggiornamento delle conoscenze.

La collaborazione interdisciplinare è una pietra miliare delle cure palliative, che garantisce un approccio olistico, completo e incentrato sul paziente. Lavorando insieme, gli operatori sanitari delle cure palliative sono meglio attrezzati per soddisfare le esigenze complesse e varie dei pazienti alla fine della vita, fornendo un supporto completo che migliora la qualità della vita e porta conforto ai pazienti e alle loro famiglie.

# Sollievo dal dolore e dalla sofferenza

### Differenziazione tra dolore fisico e sofferenza emotiva
Nelle cure palliative, è fondamentale distinguere tra dolore fisico e sofferenza emotiva, in quanto sono due aspetti distinti ma interconnessi del benessere dei pazienti alla fine della vita. Comprendere la differenza tra questi due concetti consente agli operatori sanitari di fornire un sollievo efficace e un'assistenza completa.

- **Dolore fisico:** il dolore fisico è un'esperienza sensoriale e soggettiva che deriva dall'attivazione dei recettori nervosi in risposta a uno stimolo nocicettivo. Può essere localizzato o generalizzato e può essere descritto in termini di qualità (ad esempio, trafittivo, bruciante, opprimente), intensità (lieve, moderato, grave) e durata (acuto, cronico).
- **Valutazione del dolore:** gli operatori sanitari delle cure palliative utilizzano strumenti di valutazione del dolore per determinare la natura e l'intensità del dolore fisico. Ciò consente di adattare i trattamenti analgesici e di monitorare la risposta del paziente alle cure.
- **Gestione del dolore:** la gestione del dolore fisico prevede l'uso di analgesici e di tecniche non farmacologiche per alleviare il dolore. Per alleviare il dolore fisico si possono utilizzare farmaci, terapie fisiche, massaggi e tecniche di rilassamento.
- **Sofferenza emotiva:** la sofferenza emotiva comprende una serie di emozioni negative come ansia, paura, tristezza, rabbia e disperazione. A differenza del dolore fisico, la sofferenza emotiva è legata agli aspetti psicologici e affettivi dell'esperienza del paziente alla fine della vita.

- **Valutare il disagio emotivo: la** valutazione del disagio emotivo richiede una comunicazione aperta ed empatica tra operatori sanitari e pazienti. I pazienti possono esprimere le loro emozioni, preoccupazioni e paure che contribuiscono alla loro sofferenza emotiva.
- **Supporto psicologico: la** gestione della sofferenza emotiva comporta un supporto psicologico ed emotivo. Gli operatori sanitari delle cure palliative possono offrire un ascolto attento, consigli, terapie di supporto e interventi per aiutare i pazienti a gestire le loro emozioni.
- **Approccio olistico:** un approccio olistico riconosce l'interconnessione tra dolore fisico e sofferenza emotiva. Un sollievo efficace del dolore fisico può anche contribuire a ridurre la sofferenza emotiva e viceversa.
- **Comunicazione aperta:** gli operatori sanitari delle cure palliative dovrebbero incoraggiare i pazienti a comunicare apertamente il loro dolore fisico e le loro emozioni. Questo aiuta a fornire un'assistenza olistica e garantisce che vengano affrontati tutti gli aspetti della sofferenza.

Distinguere tra dolore fisico e sofferenza emotiva è essenziale per un'assistenza completa ed efficace dei pazienti alla fine della vita. Gli operatori sanitari delle cure palliative utilizzano la loro esperienza per valutare e trattare entrambi gli aspetti in modo appropriato, assicurando che i pazienti ricevano un sollievo efficace e una gestione completa delle loro esigenze fisiche ed emotive.

## Uso delle scale di valutazione del dolore
La valutazione del dolore è una fase fondamentale nella gestione dei pazienti in cure palliative. Le scale di valutazione del dolore sono strumenti clinici utilizzati per misurare l'intensità del dolore provato dai pazienti. Consentono agli operatori sanitari delle cure palliative di ottenere informazioni oggettive sul dolore del paziente, di personalizzare i trattamenti analgesici e di monitorare l'efficacia degli interventi.

- **Obiettivo della valutazione: le** scale di valutazione del dolore hanno lo scopo di quantificare il dolore del paziente, al fine di ottenere dati oggettivi per guidare le decisioni terapeutiche. In questo modo è possibile monitorare i cambiamenti del dolore nel tempo e adattare gli interventi di conseguenza.

- **Tipi di scale: esistono** diversi tipi di scale di valutazione del dolore, che vanno da semplici scale numeriche a scale verbali o grafiche più dettagliate. Ai pazienti può essere chiesto di valutare il loro dolore su una scala da 0 a 10, di scegliere delle parole per descrivere il loro dolore (come "nessun dolore", "dolore lieve", "dolore moderato", "dolore forte"), o di indicare la posizione del dolore su un grafico del corpo.
- **Scelta appropriata:** la scelta della scala dipende dalle capacità e dalle preferenze del paziente. Le scale semplici sono più adatte ai pazienti che sono in grado di comunicare verbalmente, mentre le scale grafiche possono essere più appropriate per i pazienti che hanno difficoltà ad esprimersi verbalmente.
- **Frequenza della valutazione: la** valutazione del dolore deve essere effettuata regolarmente e sistematicamente. La frequenza può variare a seconda della situazione clinica, ma deve essere sufficiente per monitorare i cambiamenti del dolore del paziente.
- **Valutazione continua:** gli operatori sanitari in cure palliative devono mantenere una valutazione continua del dolore durante tutto il periodo di cura. Il dolore può cambiare con il trattamento, la progressione della malattia e altri fattori.
- **Inclusione delle preferenze del paziente:** Quando si valuta il dolore, è importante prendere in considerazione le preferenze del paziente per il trattamento e la gestione del dolore. Ciò consente di adattare gli interventi a ciò che è più importante per il paziente.
- **Comunicazione aperta:** gli operatori sanitari delle cure palliative dovrebbero incoraggiare i pazienti a comunicare apertamente sul loro dolore e a utilizzare le scale di valutazione come strumenti per esprimere i loro sentimenti.
- **Formazione del personale:** gli operatori sanitari delle cure palliative devono essere formati all'uso appropriato delle scale di valutazione del dolore, per garantire misurazioni accurate e affidabili.

L'uso di scale di valutazione del dolore nelle cure palliative migliora la comunicazione tra pazienti e operatori sanitari, consentendo una gestione del dolore più mirata ed efficace. Queste scale aiutano anche a personalizzare l'assistenza, adattando i trattamenti alle esigenze specifiche di ciascun paziente, migliorando così la qualità della vita e il comfort alla fine della vita.

## Approcci multimodali alla gestione del dolore

La gestione del dolore nelle cure palliative si basa spesso su approcci multimodali, che combinano diversi interventi per ottenere un sollievo efficace e completo dal dolore. Questi approcci riconoscono che il dolore alla fine della vita può essere complesso e vario, richiedendo una combinazione di trattamenti per soddisfare le esigenze individuali del paziente.

- **Combinazione di terapie: Gli** approcci multimodali prevedono la combinazione di trattamenti farmacologici e non farmacologici per affrontare diversi aspetti del dolore. Si possono utilizzare insieme analgesici, terapie fisiche, tecniche di rilassamento e approcci psicologici.
- **Trattamento personalizzato:** Ogni paziente reagisce in modo diverso al dolore e ai trattamenti. Gli approcci multimodali consentono di personalizzare i trattamenti in base alle esigenze specifiche del paziente, mirando agli aspetti del dolore che hanno il maggiore impatto sulla sua qualità di vita.
- **Sollievo più efficace:** combinando diversi trattamenti, gli approcci multimodali offrono un sollievo dal dolore più efficace, agendo su diverse vie di trasmissione del dolore. Questo può ridurre la necessità di dosi elevate di analgesici e minimizzare gli effetti collaterali.
- **Ridurre gli effetti collaterali: i** trattamenti farmacologici possono avere effetti collaterali indesiderati. Utilizzando un approccio multimodale, gli operatori sanitari delle cure palliative possono ridurre la dose di farmaci necessari per alleviare il dolore, minimizzando gli effetti collaterali.
- **Approcci non farmacologici: gli** approcci multimodali spesso includono terapie non farmacologiche come la fisioterapia, l'agopuntura, il massaggio e le tecniche di rilassamento. Questi approcci integrano gli analgesici tradizionali e possono migliorare la gestione del dolore.
- **Supporto psicologico: il** dolore alla fine della vita può essere esacerbato da fattori emotivi e psicologici. Gli approcci multimodali incorporano strategie di supporto psicologico per aiutare i pazienti a gestire le loro emozioni e a ridurre la loro percezione del dolore.

- **Gestire gli effetti collaterali:** alcuni trattamenti farmacologici possono causare effetti collaterali che influiscono sulla qualità di vita del paziente. Gli approcci multimodali includono interventi per gestire questi effetti collaterali, assicurando che i pazienti beneficino del sollievo dal dolore senza influire negativamente su altri aspetti della loro salute.
- **Collaborazione interdisciplinare:** gli approcci multimodali spesso richiedono la collaborazione di un team interdisciplinare di professionisti sanitari. Medici, infermieri, fisioterapisti e altri specialisti lavorano insieme per creare un piano di trattamento completo.

L'uso di approcci multimodali alla gestione del dolore nelle cure palliative consente di offrire un sollievo più completo ed efficace ai pazienti alla fine della vita. Combinando vari trattamenti, questi approcci tengono conto della complessità del dolore e aiutano a migliorare la qualità di vita e il comfort dei pazienti, riducendo al minimo gli effetti collaterali indesiderati.

## Comunicazione sensibile ed empatica

### L'importanza dell'ascolto attivo e della comunicazione aperta

L'ascolto attivo e la comunicazione aperta sono competenze fondamentali nelle cure palliative, in quanto creano un ambiente di fiducia e comprensione tra gli operatori sanitari, i pazienti e le loro famiglie. Questi elementi giocano un ruolo cruciale nel fornire un'assistenza di qualità e nel rispondere alle esigenze emotive e psicologiche dei pazienti alla fine della vita.

- **Stabilire un legame di fiducia:** l'ascolto attivo e la comunicazione aperta aiutano a stabilire un legame di fiducia tra professionisti sanitari e pazienti. I pazienti sono più propensi a condividere le loro preoccupazioni, paure e necessità quando l'operatore sanitario dimostra un ascolto attento.
- **Comprendere i bisogni:** l'ascolto attivo comporta non solo l'ascolto delle parole del paziente, ma anche la comprensione del messaggio emotivo che si cela dietro quelle parole. Ciò consente agli operatori sanitari delle

cure palliative di comprendere meglio le esigenze e le aspettative del paziente.

- **Riconoscere le emozioni:** I pazienti alla fine della vita possono provare una serie di emozioni complesse. Una comunicazione aperta permette ai pazienti di esprimere le loro emozioni, mentre l'ascolto attivo aiuta gli operatori sanitari a rispondere con empatia e sensibilità.

- **Processo decisionale informato:** l'ascolto attivo e la comunicazione aperta forniscono ai pazienti e alle loro famiglie le informazioni necessarie per prendere decisioni informate sul trattamento e sull'assistenza. I pazienti sono maggiormente in grado di fare scelte in linea con i loro valori e preferenze.

- **Supporto emotivo:** i pazienti alla fine della vita hanno bisogno di supporto emotivo. L'ascolto attivo e la comunicazione aperta consentono agli operatori sanitari di fornire un supporto empatico e compassionevole, aiutando i pazienti a gestire le loro emozioni.

- **Partecipazione attiva:** i pazienti devono sentirsi coinvolti nella loro assistenza. L'ascolto attivo e la comunicazione aperta promuovono la partecipazione attiva, incoraggiando i pazienti a fare domande, esprimere le loro preoccupazioni e prendere decisioni sulla loro assistenza.

- **Riduzione dell'ansia:** quando i pazienti si sentono ascoltati e compresi, la loro ansia può essere ridotta. Una comunicazione aperta rassicura i pazienti e le loro famiglie, aiutandoli a comprendere meglio ciò che sta accadendo e a sentirsi in controllo.

- **Dialogo con le famiglie:** le famiglie spesso svolgono un ruolo cruciale nelle cure palliative. L'ascolto attivo e la comunicazione aperta includono le famiglie nel dialogo, consentendo loro di condividere le loro preoccupazioni e di partecipare al processo decisionale.

L'ascolto attivo e la comunicazione aperta sono competenze essenziali che umanizzano le cure palliative. Creano un ambiente rispettoso e caloroso in cui i pazienti e le loro famiglie possono esprimersi liberamente e in cui gli operatori sanitari possono fornire un'assistenza adeguata, empatica e centrata sulle esigenze del paziente.

## Affrontare le domande e le preoccupazioni difficili del paziente

Affrontare le questioni difficili e le preoccupazioni dei pazienti in cure palliative richiede una comunicazione sensibile, empatica e rispettosa. I pazienti alla fine della vita possono avere preoccupazioni complesse ed emotive, e gli operatori sanitari delle cure palliative devono essere preparati ad affrontarle in modo da offrire un sostegno adeguato.

- **Creare uno spazio sicuro:** prima di affrontare questioni difficili, è importante creare uno spazio in cui il paziente si senta a proprio agio a parlare apertamente. Ciò comporta l'instaurazione di un rapporto di fiducia e l'ascolto attento.

- **Utilizzare un linguaggio accessibile:** gli operatori sanitari delle cure palliative devono utilizzare un linguaggio semplice e comprensibile per spiegare i concetti medici e le opzioni terapeutiche. Questo permette ai pazienti di comprendere appieno la loro situazione e le scelte a loro disposizione.

- **Faccia domande aperte:** Le domande aperte incoraggiano i pazienti a condividere i loro pensieri e le loro emozioni. Invece di fare domande che richiedono una semplice risposta "sì" o "no", gli operatori sanitari possono chiedere dettagli e spiegazioni per comprendere meglio le preoccupazioni del paziente.

- **Ascolto attivo:** quando i pazienti esprimono le loro preoccupazioni, l'ascolto attivo è essenziale. Ciò significa non solo ascoltare le parole del paziente, ma anche comprendere il contesto emotivo e le sfumature che si celano dietro di esse.

- **Empatia e convalida:** le preoccupazioni dei pazienti devono essere convalidate e riconosciute. Gli operatori sanitari possono esprimere empatia riconoscendo le emozioni dei pazienti e mostrando di comprendere le sfide che devono affrontare.

- **Risponda onestamente:** L'onestà è essenziale quando si affrontano questioni difficili. Gli operatori sanitari devono fornire informazioni accurate e trasparenti, pur rimanendo compassionevoli e sensibili.

- **Offrire opzioni:** Quando si discutono questioni difficili, può essere utile offrire delle opzioni e discutere i pro e i contro di ogni scelta. Questo permette al paziente di prendere decisioni informate.

- **Seguire la guida del paziente:** A volte i pazienti possono non essere pronti ad affrontare immediatamente alcuni problemi. Gli operatori sanitari delle cure palliative devono seguire la guida del paziente ed essere pronti ad affrontare i problemi quando il paziente si sente pronto.
- **Sostegno emotivo:** parlare di questioni difficili può scatenare emozioni forti. Gli operatori sanitari devono fornire un sostegno emotivo, offrendo un orecchio comprensivo e indirizzando il paziente verso ulteriori risorse di supporto, se necessario.
- **Rispettare le convinzioni e i valori:** quando sorgono domande difficili sulle convinzioni religiose, culturali o personali di un paziente, è importante rispettarle e tenerle in considerazione nella discussione.

Affrontare le questioni difficili e le preoccupazioni dei pazienti richiede un approccio sensibile e personalizzato. Utilizzando capacità comunicative efficaci e offrendo sostegno emotivo, gli operatori sanitari delle cure palliative possono aiutare i pazienti a esprimere le loro preoccupazioni, a prendere decisioni informate e a sentirsi sostenuti durante il loro percorso di fine vita.

## Creare spazio per le espressioni emotive dei pazienti

I pazienti in cure palliative possono sperimentare una complessa gamma di emozioni nell'affrontare la fine della loro vita. La creazione di uno spazio sicuro e aperto in cui i pazienti possano esprimere le loro emozioni è una componente essenziale delle cure palliative. Ciò consente ai pazienti di trovare un sostegno emotivo, di gestire le loro emozioni e di mantenere il loro benessere psicologico.

- **Ascolto empatico:** gli operatori sanitari in cure palliative devono offrire un ascolto empatico ai pazienti che desiderano esprimere le loro emozioni. Ciò significa essere mentalmente ed emotivamente presenti, dimostrando di capire e di preoccuparsi di come si sentono i pazienti.
- **Non giudizio:** Quando i pazienti esprimono le loro emozioni, è importante creare un ambiente non giudicante. I pazienti devono sentirsi al sicuro nel condividere i loro sentimenti, anche se sono complessi o contraddittori.
- **Convalida delle emozioni: Le** emozioni dei pazienti devono essere convalidate. Gli operatori sanitari possono esprimere la loro comprensione dicendo cose come:

41

"Capisco che questo deve essere molto difficile per lei" o "È normale sentirsi come lei si sente".

- **Utilizzi l'incoraggiamento:** Incoraggiare attivamente i pazienti a esprimere come si sentono. Ponga domande aperte come "Come si sente in tutto questo?" o "C'è qualche emozione specifica che vorrebbe condividere?".

- **Accettare il silenzio:** a volte i pazienti possono sentire il bisogno di rimanere in silenzio per un po'. Rispetti questi momenti di silenzio e non si senta obbligato a riempirli di parole.

- **Rispettare la scelta del paziente:** alcuni pazienti possono preferire non condividere le loro emozioni verbalmente. Rispetti le loro scelte incoraggiandoli a esprimere i loro sentimenti nel modo che preferiscono, che sia attraverso l'arte, la scrittura o altre forme di espressione.

- **Evitare le soluzioni immediate:** Quando i pazienti esprimono emozioni, non è sempre necessario proporre immediatamente delle soluzioni. A volte è sufficiente ascoltarli e sostenerli nei loro sentimenti.

- **Eserciti la pazienza:** alcuni pazienti possono avere difficoltà ad esprimere le loro emozioni a causa della paura, della confusione o della tristezza. Sia paziente e dia loro il tempo di trovare le parole per esprimere i loro sentimenti.

- **Indirizzare alle risorse:** se le emozioni del paziente sembrano schiaccianti, gli operatori sanitari delle cure palliative possono indirizzare i pazienti verso ulteriori risorse di supporto, come consulenti, terapisti o gruppi di sostegno.

Creare uno spazio per le espressioni emotive dei pazienti è un elemento chiave delle cure palliative centrate sul paziente. Permette ai pazienti di trovare sostegno emotivo e di sentirsi ascoltati e compresi. Offrendo una presenza compassionevole e incoraggiando una comunicazione aperta, gli operatori sanitari delle cure palliative contribuiscono al benessere emotivo e psicologico dei pazienti alla fine della vita.

# Rispetto della dignità e dell'autonomia del paziente

## Consenso informato e partecipazione attiva del paziente

Il consenso informato e la partecipazione attiva del paziente sono principi essenziali nelle cure palliative. Garantiscono che i pazienti siano pienamente informati sulla loro situazione medica, sulle opzioni terapeutiche e sui loro diritti, e che svolgano un ruolo attivo nel processo decisionale sulla loro assistenza alla fine della vita.

- **Informazioni complete:** Il consenso informato inizia con la fornitura di informazioni complete e comprensibili sulla malattia, sui possibili trattamenti, sui benefici e sui rischi associati e sulle potenziali conseguenze. Ciò consente al paziente di prendere decisioni informate.

- **Linguaggio accessibile:** gli operatori sanitari delle cure palliative devono utilizzare un linguaggio chiaro e accessibile per spiegare i concetti medici. I pazienti devono essere in grado di comprendere le informazioni e le opzioni che vengono loro presentate.

- **Rispetto delle decisioni dei pazienti:** I pazienti hanno il diritto di rifiutare o scegliere determinati trattamenti. Gli operatori sanitari devono rispettare le decisioni dei pazienti, anche se differiscono dalle loro raccomandazioni, a condizione che tali decisioni siano prese in piena conoscenza di causa.

- **Coinvolgimento del paziente :** Partecipazione attiva del paziente significa coinvolgere i pazienti nel processo decisionale. I pazienti devono essere incoraggiati a fare domande, esprimere le loro preoccupazioni e condividere le loro preferenze.

- **Discussione degli obiettivi:** Gli operatori sanitari delle cure palliative devono discutere con i pazienti i loro obiettivi di cura. Ciò può includere la priorità del comfort, della qualità di vita e delle scelte terapeutiche in base alle preferenze del paziente.

- **Decisioni progressive:** alcune decisioni in cure palliative possono essere progressive, richiedendo aggiustamenti con il progredire della malattia. I pazienti devono essere informati della possibilità di rivedere le loro decisioni nel tempo.

- **Rispetto dei valori e delle convinzioni: le** decisioni dei pazienti devono tenere conto dei loro valori, delle loro convinzioni e delle loro preferenze personali. Gli operatori sanitari devono essere sensibili alla diversità culturale e religiosa dei pazienti.
- **Consenso informato: il** consenso informato richiede che il paziente comprenda le informazioni fornite e prenda una decisione pienamente informata. Ciò può richiedere tempo e diverse discussioni per chiarire i punti e rispondere alle domande.
- **Documentazione: le** decisioni prese in collaborazione con il paziente devono essere accuratamente documentate nella cartella clinica. Questo assicura che le decisioni siano rispettate e comunicate ai membri del team di cura.
- **Supporto alla famiglia:** coinvolgere la famiglia nel processo decisionale può essere importante, in particolare quando il paziente ha difficoltà a comunicare o a comprendere appieno le informazioni.

Il consenso informato e la partecipazione attiva del paziente sono aspetti fondamentali delle cure palliative centrate sul paziente. Assicurano che i pazienti siano rispettati come partner nella loro cura, promuovono un processo decisionale condiviso e consentono ai pazienti di vivere la fine della vita in conformità con i loro desideri e valori.

### Rispettare le scelte di fine vita dei pazienti
Il rispetto delle scelte di fine vita dei pazienti è al centro della filosofia delle cure palliative. I pazienti alla fine della vita hanno il diritto di prendere decisioni informate su come desiderano essere trattati e assistiti quando si avvicinano alla fine della loro vita. Il rispetto di queste scelte assicura che i pazienti mantengano la loro dignità, la loro autonomia e il controllo sulle loro cure.

- **Pianificazione anticipata delle cure: la** pianificazione anticipata delle cure consente ai pazienti di pensare e documentare in anticipo le loro preferenze di fine vita. Può includere decisioni sulla rianimazione, sulla nutrizione e idratazione artificiale, sulle cure palliative e su altri trattamenti medici.

44

- **Direttive anticipate: Le** direttive anticipate sono documenti scritti che esprimono i desideri del paziente in merito alle cure di fine vita. I professionisti delle cure palliative devono rispettare queste direttive e utilizzarle per guidare le decisioni terapeutiche.
- **Scelta del luogo di morte:** i pazienti hanno il diritto di scegliere dove desiderano trascorrere i loro ultimi momenti, se a casa, in un hospice o in ospedale. Gli operatori sanitari devono lavorare per assecondare queste preferenze, per quanto possibile.
- **Alleviare il dolore:** se il paziente esprime il desiderio di non ricevere trattamenti aggressivi alla fine della vita, gli operatori sanitari delle cure palliative devono concentrarsi sull'alleviare il dolore e la sofferenza, rispettando le scelte del paziente.
- **Dignità e comfort: il** rispetto delle scelte di fine vita del paziente assicura che l'assistenza si concentri sul mantenimento della dignità, del comfort e della qualità di vita. Questo può includere la gestione dei sintomi, la presenza di familiari e amici e un'assistenza compassionevole.
- **Comunicazione e ascolto:** gli operatori sanitari delle cure palliative devono comunicare apertamente con i pazienti sui loro desideri e preferenze di fine vita. Devono anche ascoltare attentamente per assicurarsi di comprendere le scelte del paziente.
- **Sostegno alla famiglia:** le scelte di fine vita del paziente possono avere un impatto anche sulla sua famiglia e sui suoi cari. Gli operatori sanitari devono offrire un supporto emotivo ed educativo alla famiglia, per aiutarla a comprendere e rispettare le decisioni del paziente.
- **Rivalutazione continua:** le scelte di fine vita possono evolvere in base ai cambiamenti della situazione del paziente. I professionisti delle cure palliative devono rivalutare regolarmente le scelte del paziente e adattarsi di conseguenza.
- **Integrazione della cultura e della religione: le** convinzioni culturali e religiose possono influenzare le scelte di fine vita del paziente. Gli operatori sanitari devono rispettare e prendere in considerazione questi aspetti quando prendono le decisioni.

Il rispetto delle scelte di fine vita dei pazienti assicura che la loro dignità, i loro desideri e i loro valori siano al centro delle loro cure. Gli operatori sanitari delle cure palliative svolgono un ruolo cruciale nel garantire che i pazienti possano prendere decisioni informate e che queste decisioni siano rispettate con sensibilità e rispetto.

### Prevenire l'intrusione nella privacy e nei valori del paziente

Nelle cure palliative, il rispetto della privacy, dei valori e della dignità del paziente è di fondamentale importanza. Gli operatori sanitari devono essere consapevoli della sensibilità della situazione e cercare di evitare qualsiasi intrusione indesiderata nella privacy e nei valori del paziente alla fine della vita.

- **Comunicazione rispettosa:** gli operatori sanitari delle cure palliative devono adottare un approccio rispettoso e sensibile alla comunicazione con i pazienti e le loro famiglie. Ciò significa ascoltare attivamente, porre domande con sensibilità ed evitare una comunicazione invadente.
- **Limiti alla condivisione delle informazioni: Le** informazioni mediche e personali del paziente devono essere condivise solo con i membri del team sanitario che ne hanno bisogno per gestire il paziente. Gli operatori sanitari devono evitare di divulgare informazioni senza consenso.
- **Riservatezza delle conversazioni: Le** discussioni sulla malattia, sul trattamento e sulle scelte di fine vita devono avvenire in spazi privati, dove i pazienti e i loro familiari si sentano a proprio agio nell'esprimersi in totale riservatezza.
- **Consenso per le visite: Le** visite di operatori sanitari, familiari o amici devono essere coordinate in base alle preferenze del paziente. Gli operatori sanitari devono ottenere il consenso del paziente prima di consentire l'accesso alla sua stanza.
- **Rispetto dei rituali e delle credenze:** i pazienti possono avere rituali religiosi, culturali o personali che sono importanti per loro alla fine della vita. Gli operatori sanitari devono rispettare queste pratiche e astenersi dall'intervenire in modo non richiesto.
- **Rispettare i limiti: I** pazienti possono avere dei limiti fisici, emotivi o psicologici su ciò che sono disposti a

condividere o discutere. Gli operatori sanitari devono rispettare questi limiti e non insistere sulle informazioni.

- **Uso della tecnologia : Le** tecnologie di comunicazione, come i dispositivi mobili, devono essere utilizzate con discrezione e rispetto. Gli operatori sanitari devono chiedere il permesso prima di scattare fotografie o registrare conversazioni.

- **Inclusività:** gli operatori sanitari devono essere consapevoli della diversità dei valori e delle credenze culturali e religiose. Devono evitare di imporre le proprie convinzioni e rispettare quelle del paziente.

- **Debriefing e valutazioni:** L'équipe di cure palliative può organizzare regolarmente dei debriefing per discutere le situazioni e le interazioni sensibili con i pazienti. Ciò consente di modificare gli approcci per evitare intrusioni nella privacy e nei valori del paziente.

Il rispetto della privacy e dei valori del paziente è un elemento essenziale delle cure palliative centrate sul paziente. Gli operatori sanitari delle cure palliative svolgono un ruolo cruciale nel creare un ambiente in cui i pazienti si sentano rispettati, ascoltati e in controllo delle proprie scelte e della propria privacy alla fine della vita.

48

# Capitolo 3

# Valutazione
# e pianificazione
# Cure palliative

# Valutazione iniziale del paziente in cure palliative

## Collezione completa di storia medica e sociale

La raccolta di un'anamnesi medica e sociale completa del paziente in cure palliative è un passo fondamentale per garantire un'assistenza personalizzata di alta qualità. Ciò implica la raccolta non solo di informazioni mediche, ma anche di dettagli sulla vita, le preferenze, le relazioni e le esigenze specifiche del paziente. Un'anamnesi medica e sociale ben compresa consente agli operatori sanitari delle cure palliative di comprendere meglio il paziente nel suo complesso e di fornire un'assistenza che soddisfi le sue esigenze fisiche, psicologiche e sociali.

- **Anamnesi medica:** la raccolta dell'anamnesi medica di un paziente comprende informazioni su malattie passate, diagnosi attuali, trattamenti precedenti, allergie e risultati di esami medici. Questo aiuta a comprendere la storia medica del paziente.
- **Evoluzione della malattia:** capire come si è evoluta la malattia nel tempo è fondamentale per identificare le esigenze attuali del paziente e pianificare l'assistenza futura. Questo include le tappe fondamentali, i sintomi sperimentati e i trattamenti precedenti.
- **Trattamenti in corso:** i trattamenti medici in corso, come i farmaci, le terapie e gli interventi, devono essere accuratamente documentati per garantire la continuità e adeguare di conseguenza le cure palliative.
- **Preferenze terapeutiche:** comprendere le preferenze terapeutiche dei pazienti, comprese le limitazioni e le priorità, aiuta a garantire che le cure palliative siano allineate con i loro desideri.
- **Anamnesi sociale:** raccogliere informazioni sulla vita sociale del paziente, come la famiglia, gli amici, gli interessi, i valori e le attività, aiuta a capire cosa è importante per lui e a creare un approccio assistenziale centrato sulla persona.
- **Rete di supporto:** identificare i membri della rete di supporto del paziente, come la famiglia, gli amici e i parenti, consente agli operatori sanitari di lavorare con loro per fornire un'assistenza olistica.

50

- **Situazione abitativa:** capire dove vive il paziente, quali sono le sue condizioni di vita e se ha bisogno di assistenza domiciliare o di altre modifiche al suo ambiente è fondamentale per garantire il suo comfort e la sua sicurezza.
- **Esigenze psicologiche:** raccogliere informazioni sulle esigenze emotive, le preoccupazioni, le ansie e gli obiettivi psicologici del paziente consente agli operatori sanitari di fornire un supporto adeguato.
- **Preferenze culturali e religiose:** conoscere le preferenze culturali e religiose del paziente significa che l'assistenza e la comunicazione possono essere adattate per rispettare le sue credenze e pratiche.
- **Piani di cura precedenti:** esaminare i piani di cura e le scelte mediche precedenti del paziente ci aiuta a comprendere meglio la sua traiettoria di cura e ad adattarci ai cambiamenti.

La raccolta di un'anamnesi medica e sociale completa del paziente in cure palliative assicura che l'assistenza sia individualizzata e focalizzata sulle esigenze dell'intero paziente. Ciò consente agli operatori sanitari delle cure palliative di progettare piani di assistenza su misura e di fornire un supporto olistico durante il percorso di fine vita del paziente.

### Valutazione della qualità di vita attuale e dei sintomi
La valutazione della qualità di vita e dei sintomi attuali è una parte centrale delle cure palliative. Questa fase consente agli operatori sanitari di comprendere a fondo la situazione, la sofferenza e le esigenze del paziente, in modo da poter mettere in atto interventi mirati per migliorare la qualità della vita.

- **Valutazione della qualità di vita: la** qualità di vita dei pazienti alla fine della vita non riguarda solo la gestione dei sintomi fisici. Comprende anche gli aspetti emotivi, sociali e psicologici. Gli operatori sanitari devono discutere le preferenze, le aspettative e gli obiettivi di qualità di vita del paziente.
- **Valutazione dei sintomi fisici:** gli operatori sanitari devono valutare accuratamente i sintomi fisici del paziente, come dolore, nausea, affaticamento, dispnea e altri sintomi associati alla sua condizione medica. Ciò consente di prescrivere trattamenti efficaci per alleviare la sofferenza.

- **Uso di scale di valutazione: le** scale di valutazione per il dolore, la fatica, la depressione e altri sintomi sono strumenti importanti per quantificare l'intensità dei sintomi e monitorare i cambiamenti nel tempo. Ciò consente di prendere decisioni basate su dati oggettivi.
- **Valutazione dei sintomi emotivi:** Devono essere valutati anche i sintomi emotivi, come ansia, depressione, paura e disagio psicologico. Gli operatori sanitari devono prendere in considerazione l'impatto psicologico della malattia e del processo di fine vita sul paziente.
- **Valutazione dei sintomi sociali:** si devono prendere in considerazione i problemi e le esigenze sociali del paziente, come le relazioni familiari, il sostegno sociale, l'isolamento e le preoccupazioni finanziarie.
- **Colloqui regolari:** la valutazione dei sintomi e della qualità di vita deve essere continua e regolare, poiché la situazione del paziente può cambiare rapidamente. I colloqui consentono di adattare l'assistenza alle esigenze che cambiano.
- **Obiettivi del trattamento : Gli** obiettivi terapeutici del paziente devono essere allineati alla gestione dei sintomi e al miglioramento della qualità di vita. Gli operatori sanitari devono discutere con il paziente le opzioni terapeutiche e i relativi pro e contro.
- **Approccio olistico: i** sintomi e la qualità di vita devono essere valutati da una prospettiva olistica, prendendo in considerazione le molte sfaccettature del benessere del paziente.
- **Coinvolgimento del paziente: Gli** operatori sanitari devono coinvolgere attivamente i pazienti nella valutazione dei loro sintomi e della loro qualità di vita. Una comunicazione aperta e un processo decisionale condiviso rafforzano la collaborazione tra paziente e operatore sanitario.

La valutazione della qualità di vita e dei sintomi attuali è un elemento chiave delle cure palliative. Guida le decisioni terapeutiche, allevia la sofferenza e migliora la qualità di vita dei pazienti alla fine della vita. Adattando l'assistenza alle esigenze individuali del paziente, gli operatori sanitari delle cure palliative promuovono un approccio olistico e personalizzato.

## Identificazione delle preferenze e degli obiettivi di cura del paziente

L'identificazione delle preferenze e degli obiettivi di cura del paziente è una fase cruciale delle cure palliative. Si tratta di collaborare con il paziente per capire i suoi desideri, le sue esigenze e le sue priorità alla fine della vita. Questo aiuta a personalizzare l'assistenza, a prendere decisioni informate sul trattamento e a garantire il rispetto delle scelte del paziente.

- **Discussioni aperte: Gli** operatori sanitari delle cure palliative devono impegnarsi in discussioni aperte e oneste con il paziente per scoprire le sue preferenze e i suoi obiettivi. Questo può includere conversazioni sulle priorità, sui trattamenti accettabili e sui limiti del trattamento.

- **Preferenze terapeutiche: è** fondamentale comprendere le preferenze terapeutiche del paziente, come le opzioni mediche che desidera perseguire o evitare. Queste preferenze guidano le decisioni terapeutiche nel rispetto dei valori del paziente.

- **Qualità di vita:** gli operatori sanitari devono discutere la visione della qualità di vita del paziente. Ciò consente di definire gli obiettivi assistenziali volti a migliorare o mantenere la qualità di vita del paziente, in linea con le sue priorità.

- **Limiti di trattamento:** l'identificazione dei limiti di trattamento è fondamentale per evitare qualsiasi intervento medico indesiderato o non necessario. I pazienti possono esprimere i loro limiti in termini di rianimazione, ventilazione artificiale, alimentazione artificiale, ecc.

- **Obiettivi di comfort: gli** obiettivi di cura del paziente possono concentrarsi sul sollievo dal dolore, sulla gestione dei sintomi e sul comfort, piuttosto che sulla guarigione aggressiva. Gli operatori sanitari devono adattare l'assistenza di conseguenza.

- **Preferenze sul luogo di morte:** i pazienti spesso hanno preferenze sul luogo in cui desiderano trascorrere i loro ultimi momenti. Queste preferenze devono essere rispettate e prese in considerazione nella pianificazione dell'assistenza.

- **Comunicazione continua:** le preferenze e gli obiettivi di cura possono cambiare nel tempo. Gli operatori sanitari devono mantenere una comunicazione continua per garantire che l'assistenza rimanga allineata con i desideri del paziente.

- **Coinvolgimento della famiglia:** coinvolgere la famiglia del paziente nelle discussioni sulle preferenze e sugli obiettivi di cura può aiutare a garantire che le decisioni siano ben comprese e sostenute.
- **Documentare le decisioni: Le** preferenze e gli obiettivi di cura del paziente devono essere chiaramente documentati nella sua cartella clinica. Questo assicura che le scelte del paziente siano rispettate dall'intero team di cura.

L'identificazione delle preferenze e degli obiettivi di cura del paziente promuove un approccio centrato sulla persona nell'assistenza alla fine della vita. Onorando le scelte del paziente e impegnandosi in una comunicazione aperta, gli operatori sanitari delle cure palliative assicurano che l'assistenza sia allineata con le esigenze, i valori e i desideri individuali del paziente.

# Stesura di un piano di assistenza personalizzato

### Integrazione dei bisogni e delle preoccupazioni del paziente

L'integrazione delle esigenze e delle preoccupazioni del paziente è una componente essenziale delle cure palliative. Comporta la raccolta di informazioni dal paziente e dalla sua famiglia, per poi progettare un piano di assistenza completo che risponda alle sue esigenze fisiche, emotive, sociali e spirituali. Un'integrazione riuscita di queste esigenze assicura un'assistenza personalizzata e centrata sul paziente al termine della vita.

- **Approccio olistico: le** esigenze del paziente alla fine della vita non si limitano ai sintomi fisici. I professionisti delle cure palliative devono adottare un approccio olistico che tenga conto di tutti gli aspetti della vita del paziente, comprese le emozioni, le relazioni, i valori e le preoccupazioni.
- **Piano di assistenza personalizzato:** utilizzando le informazioni raccolte durante la valutazione, gli operatori sanitari delle cure palliative devono collaborare con il

paziente per sviluppare un piano di assistenza personalizzato. Questo piano deve riflettere gli obiettivi di cura, le preferenze e le priorità del paziente.

- **Alleviare il dolore:** la necessità di alleviare il dolore e la sofferenza è al centro delle cure palliative. Il piano di assistenza deve includere strategie per gestire efficacemente i sintomi fisici ed emotivi.
- **Gestione dei sintomi:** sulla base della valutazione dei sintomi, il piano di assistenza deve includere approcci specifici per la gestione di ciascun sintomo, utilizzando trattamenti farmacologici e non farmacologici.
- **Supporto psicologico:** se il paziente esprime esigenze emotive e psicologiche, il piano di assistenza deve includere interventi per fornire un supporto adeguato, come terapia di sostegno, mediazione e consulenza.
- **Prendere in considerazione le preferenze:** il piano di cura deve riflettere le preferenze e le scelte del paziente in merito al trattamento, compresi i limiti del trattamento e gli obiettivi di qualità della vita.
- **Comunicazione:** il piano di assistenza deve includere linee guida per mantenere una comunicazione aperta e regolare tra il paziente, la sua famiglia e il team di assistenza. Questo assicura che le esigenze continuino ad essere affrontate nel tempo.
- **Sostegno alla famiglia:** nel piano di assistenza devono essere prese in considerazione anche le esigenze e le preoccupazioni della famiglia del paziente. Questo può includere il sostegno emotivo, le informazioni sull'assistenza e la pianificazione della fine della vita.
- **Adattamento continuo:** il piano di assistenza deve essere flessibile e in grado di adattarsi ai cambiamenti delle condizioni del paziente e alle sue esigenze. Devono essere apportati regolari aggiustamenti in base all'evoluzione della situazione.

Riuscire a integrare le esigenze e le preoccupazioni del paziente nel piano di cura assicura un approccio personalizzato e rispettoso alla fine della vita. Ponendo il paziente al centro del processo decisionale e affrontando le sue esigenze nel loro insieme, gli operatori sanitari delle cure palliative promuovono un'esperienza di fine vita confortevole, dignitosa e incentrata sulla persona.

## Collaborazione interdisciplinare per la pianificazione

La collaborazione interdisciplinare gioca un ruolo essenziale nella pianificazione delle cure palliative. L'assistenza completa e olistica del paziente alla fine della vita richiede un team di professionisti sanitari che lavorino insieme per soddisfare le sue esigenze complesse. La collaborazione interdisciplinare assicura un'assistenza ben coordinata, completa e centrata sul paziente.

- **Team di cure palliative:** Il team di cure palliative è composto da professionisti sanitari di diverse discipline, come medici, infermieri, assistenti sociali, psicologi, consulenti spirituali e altri esperti. Ognuno apporta le proprie competenze per fornire un'assistenza completa.
- **Riunioni d'équipe:** i professionisti dell'équipe di cure palliative devono incontrarsi regolarmente per discutere la situazione del paziente, condividere le informazioni, valutare le esigenze e adattare il piano di cura di conseguenza.
- **Condivisione delle informazioni:** I membri del team devono condividere efficacemente le informazioni rilevanti sul paziente, compresi i risultati della valutazione, gli obiettivi di cura, le preferenze e le limitazioni. Questo assicura un'assistenza coordinata.
- **Pianificazione collaborativa:** la pianificazione dell'assistenza deve essere collaborativa, coinvolgendo tutti i membri del team interdisciplinare. Ogni membro contribuisce con la propria esperienza a creare un piano di assistenza globale.
- **Assegnazione dei ruoli:** ogni professionista dell'équipe di cure palliative deve avere ruoli e responsabilità chiari nell'attuazione del piano di cura. In questo modo si evitano le duplicazioni e si garantisce un approccio organizzato.
- **Comunicazione trasparente: Una** comunicazione trasparente tra i membri del team è essenziale per evitare malintesi e garantire una buona assistenza al paziente.
- **Formazione continua:** i membri del team devono tenersi aggiornati sugli ultimi sviluppi nei rispettivi campi, per offrire l'assistenza più aggiornata e le migliori pratiche.
- **Soddisfare molteplici esigenze:** i pazienti in cure palliative hanno spesso esigenze complesse che comprendono aspetti medici, emotivi, psicologici e spirituali. La collaborazione interdisciplinare permette di soddisfare tutte queste esigenze.

- **Processo decisionale condiviso:** I membri dell'équipe di cure palliative devono lavorare a stretto contatto con il paziente e la famiglia per prendere decisioni di trattamento informate che rispettino le scelte del paziente.
- **Flessibilità e adattabilità:** la situazione del paziente può cambiare rapidamente alla fine della vita. L'équipe di cure palliative deve essere pronta ad adattare il piano di assistenza per soddisfare le esigenze in evoluzione.

La collaborazione interdisciplinare è la pietra miliare delle cure palliative di qualità. Lavorando insieme, gli operatori sanitari possono offrire un'assistenza coerente, completa e olistica che migliora la qualità della vita dei pazienti alla fine della vita e sostiene la loro dignità e il loro benessere.

**Pianificazione a breve e a lungo termine**
La pianificazione a breve e lungo termine è un approccio essenziale nelle cure palliative. Mira ad anticipare le esigenze del paziente sia a breve termine, per gestire i sintomi e i problemi attuali, sia a lungo termine, per prevedere i possibili sviluppi e gli adeguamenti necessari. Questo approccio proattivo assicura la continuità dell'assistenza e la gestione olistica lungo tutto il percorso del paziente alla fine della vita.
Pianificazione a breve termine :
- **Gestione dei sintomi:** la pianificazione a breve termine si concentra sulla gestione efficace dei sintomi attuali del paziente. Gli operatori sanitari lavorano per alleviare il dolore, la dispnea, la nausea e altri sintomi fastidiosi.
- **Risposta rapida:** Le esigenze urgenti del paziente vengono identificate e affrontate rapidamente. Questo può includere aggiustamenti dei farmaci, interventi medici o strategie per migliorare il comfort.
- **Supporto emotivo:** in caso di disagio emotivo o psicologico acuto, vengono messi in atto interventi di supporto per aiutare i pazienti a gestire le loro emozioni.
- **Comunicazione regolare:** una comunicazione regolare tra il paziente, la sua famiglia e l'équipe di cura permette di monitorare i progressi, di adattare l'assistenza all'evolversi della situazione e di affrontare le preoccupazioni immediate.

Pianificazione a lungo termine :

- **Prevedere il futuro: Gli** operatori sanitari delle cure palliative lavorano con il paziente e la sua famiglia per prevedere i possibili sviluppi della sua condizione medica. Questo aiuta ad anticipare le esigenze future.

- **Pianificazione della fine della vita:** se il paziente esprime il desiderio di pianificare gli aspetti pratici della fine della vita, come le cure di conforto, il luogo del decesso e l'organizzazione del funerale, questi vengono discussi e documentati.

- **Gestire il cambiamento: La** situazione del paziente può cambiare rapidamente. La pianificazione a lungo termine tiene conto di questi cambiamenti e prevede eventuali aggiustamenti nel piano di assistenza.

- **Piano di assistenza in evoluzione:** il piano di assistenza a lungo termine è in evoluzione e flessibile per soddisfare le nuove esigenze che si presentano nel tempo.

- **Direttive anticipate:** se il paziente esprime desideri specifici sul trattamento di fine vita, come il rifiuto della rianimazione cardiopolmonare, questi desideri vengono rispettati e documentati.

- **Supporto continuo:** gli operatori sanitari offrono un supporto continuo ai pazienti e alle loro famiglie, fornendo informazioni e rispondendo alle domande sulle varie fasi della fine della vita.

La pianificazione a breve e a lungo termine assicura che le cure palliative si adattino alle mutevoli esigenze del paziente alla fine della vita. Prendendo in considerazione sia i problemi attuali che le sfide future, gli operatori sanitari delle cure palliative assicurano un'assistenza completa, proattiva e incentrata sul paziente.

# Gestione dei sintomi e dei problemi medici

### Approcci farmacologici e non farmacologici ai sintomi

La gestione dei sintomi nelle cure palliative richiede un approccio multidimensionale che combina interventi farmacologici e non farmacologici. Questo approccio olistico mira ad alleviare le sofferenze dei pazienti alla fine della vita, utilizzando una varietà di approcci personalizzati in base alle loro esigenze specifiche.

Approcci farmacologici :
- **Gestione del dolore: gli** analgesici, come gli oppioidi e gli antinfiammatori non steroidei, sono comunemente utilizzati per alleviare il dolore. La titolazione è essenziale per regolare le dosi e ottimizzare il sollievo, riducendo al minimo gli effetti collaterali.
- **Controllo dei sintomi respiratori:** per la dispnea (difficoltà respiratorie), possono essere prescritti broncodilatatori, oppioidi e altri farmaci per migliorare la respirazione del paziente.
- **Gestione della nausea e del vomito: Gli** antiemetici vengono utilizzati per controllare la nausea e il vomito. La scelta del farmaco dipende dalla causa sottostante e dalle preferenze del paziente.
- **Sollievo dall'ansia: le** benzodiazepine possono essere prescritte per alleviare l'ansia e l'agitazione dei pazienti. Tuttavia, il loro uso deve essere cauto per evitare una sedazione eccessiva.
- **Trattamento della depressione: gli** antidepressivi possono essere raccomandati per trattare la depressione che può verificarsi alla fine della vita. La scelta del farmaco dipenderà dalla situazione del paziente.

Approcci non farmacologici :
- **Terapie complementari:** approcci come l'agopuntura, la massoterapia, la riflessologia e la musicoterapia possono offrire un sollievo sintomatico come complemento ai trattamenti farmacologici.
- **Terapia di supporto: la** psicoterapia, la terapia di gruppo e la terapia familiare possono aiutare i pazienti a gestire le loro emozioni, a ridurre l'ansia e a migliorare il loro benessere psicologico.
- **Terapie fisiche: la** fisioterapia può aiutare a mantenere la mobilità e a prevenire le complicazioni associate all'immobilità.
- **Cure palliative di conforto: le** cure palliative di conforto comprendono interventi per migliorare il comfort fisico, come il riposizionamento, la gestione della temperatura e l'igiene orale.
- **Supporto spirituale: i** consulenti spirituali e religiosi possono offrire un supporto emotivo e spirituale ai pazienti alla fine della vita, aiutandoli a trovare un significato e una pace in questo momento.

- **Terapie artistiche:** l'arteterapia, la danzaterapia e altre forme di terapia creativa possono aiutare i pazienti a esprimere le loro emozioni e a trovare un modo per esprimersi alla fine della vita.

L'approccio combinato di approcci farmacologici e non farmacologici consente agli operatori sanitari delle cure palliative di rispondere efficacemente alle esigenze complesse dei pazienti alla fine della vita. Adattando gli interventi alla situazione individuale del paziente, promuoviamo un sollievo generale dalla sofferenza e una migliore qualità di vita.

## Gestione dei sintomi emotivi e psicologici

La gestione dei sintomi emotivi e psicologici è una parte cruciale delle cure palliative, poiché i pazienti alla fine della vita spesso sperimentano una gamma complessa di emozioni e sofferenze psicologiche. La gestione di questi sintomi mira a migliorare il benessere emotivo del paziente, a promuovere un processo di lutto sano e a fornire un supporto per una transizione serena verso la fine della vita.

Approcci psicologici ed emotivi :
- **Supporto psicologico: gli** operatori sanitari delle cure palliative, compresi gli psicologi e i consulenti, offrono un supporto emotivo fornendo spazi di discussione per esprimere paure, preoccupazioni e sentimenti legati alla fine della vita.
- **Terapia di supporto: la** psicoterapia, in particolare la terapia cognitivo-comportamentale (CBT), può aiutare a trattare la depressione, l'ansia e altri disturbi emotivi comuni.
- **Gestione dell'ansia: le** tecniche di rilassamento, la respirazione profonda, la meditazione e la consapevolezza vengono utilizzate per aiutare a ridurre l'ansia e a promuovere un senso di calma.
- **Espressione emotiva:** incoraggiare i pazienti a esprimere le loro emozioni può aiutare ad alleviare la tensione emotiva. A tal fine, si può ricorrere all'arteterapia, alla scrittura e ad altre forme di espressione creativa.
- **Gestione del lutto anticipatorio:** i pazienti alla fine della vita possono sperimentare un lutto anticipatorio per la loro stessa vita. Le discussioni su questo tema, insieme ai

consigli e alle risorse sul lutto, possono aiutare a facilitare questo processo.

- **Supporto spirituale:** i consulenti spirituali o religiosi possono aiutare i pazienti ad affrontare le questioni spirituali e a trovare conforto nella loro fede durante questo periodo.

Approcci farmacoterapeutici :

- **Antidepressivi:** se è presente una depressione, possono essere prescritti degli antidepressivi per aiutare a ridurre i sintomi depressivi e migliorare il benessere emotivo.

- **Ansiolitici: gli** ansiolitici possono essere utilizzati per ridurre l'ansia e l'agitazione nei pazienti alla fine della vita, ma devono essere usati con cautela per evitare una sedazione eccessiva.

- **Sedazione leggera:** in alcuni casi, si può ricorrere alla sedazione leggera per alleviare l'agitazione e il grave disagio emotivo dei pazienti in fase terminale.

- **Controllo dei sintomi:** migliorando la gestione dei sintomi fisici, come il dolore e la dispnea, gli operatori sanitari spesso aiutano a ridurre i sintomi emotivi associati.

- **Educazione e sostegno alla famiglia:** le famiglie devono essere informate dei sintomi emotivi che il paziente può sperimentare e incoraggiate a fornire sostegno e rassicurazione.

La gestione dei sintomi emotivi e psicologici nelle cure palliative aiuta a migliorare la qualità di vita del paziente al termine della vita e promuove un processo di transizione sereno. Utilizzando una combinazione di approcci terapeutici e di supporto, gli operatori sanitari aiutano i pazienti a gestire le loro emozioni e a trovare significato e conforto in questo periodo delicato.


## Adattare il Piano di cura in base ai cambiamenti delle condizioni del paziente.

Adattare il piano di assistenza al cambiamento delle condizioni del paziente è un aspetto cruciale delle cure palliative. I pazienti alla fine della vita possono subire cambiamenti rapidi e imprevedibili nelle loro condizioni mediche, ed è essenziale che gli operatori sanitari siano preparati ad adattare l'assistenza per soddisfare le esigenze che cambiano. Questo adattamento assicura che i pazienti ricevano un'assistenza appropriata e personalizzata per tutta la durata del loro percorso di fine vita.

- **Monitoraggio continuo:** gli operatori sanitari devono monitorare regolarmente le condizioni del paziente alla fine della vita. Ciò può includere il controllo dei segni vitali, la valutazione dei sintomi e l'osservazione dei cambiamenti nelle condizioni generali del paziente.
- **Valutazione regolare:** le valutazioni regolari della condizione del paziente aiutano a rilevare precocemente eventuali nuovi sintomi o cambiamenti nella sua condizione medica. Queste informazioni guidano gli aggiustamenti necessari nel piano di assistenza.
- **Comunicazione aperta: la** comunicazione tra il paziente, la sua famiglia e l'équipe di cura è essenziale per condividere le informazioni sui cambiamenti e le nuove esigenze. Ciò consente di prendere decisioni informate.
- **Flessibilità nel trattamento: I** trattamenti farmacologici e non farmacologici devono essere flessibili e adattati ai sintomi e alle esigenze attuali del paziente.
- **Riadattamento degli obiettivi:** se le condizioni del paziente si deteriorano, gli obiettivi dell'assistenza possono evolvere dalla gestione dei sintomi al supporto più incentrato sul comfort e sulla qualità di vita.
- **Supporto emotivo:** i cambiamenti nella condizione del paziente possono avere un impatto emotivo su di lui e sulla sua famiglia. Gli interventi di supporto psicologico ed emotivo devono essere adattati di conseguenza.
- **Piano di assistenza in evoluzione:** il piano di assistenza deve essere visto come un documento vivo, in grado di adattarsi alle esigenze mutevoli del paziente.
- **Pianificazione della transizione:** se le condizioni del paziente indicano un'imminente transizione verso la fine della vita, devono essere avviate discussioni sulla pianificazione della fine della vita e sull'assistenza di conforto.
- **Conversazioni oneste:** Se le condizioni del paziente sono in declino, gli operatori sanitari devono avere conversazioni aperte e oneste con il paziente e la famiglia per spiegare i cambiamenti e le opzioni di cura.
- **Rispetto delle scelte del paziente:** anche quando le condizioni del paziente si deteriorano, le sue scelte terapeutiche e i suoi desideri devono essere rispettati e seguiti per quanto possibile.

Adattare continuamente il piano di assistenza al variare delle condizioni del paziente assicura che le cure palliative rimangano appropriate e centrate sul paziente. Essendo attenti all'evoluzione delle esigenze e adattando gli interventi di conseguenza, gli operatori sanitari delle cure palliative forniscono un supporto completo e reattivo per garantire il comfort, la dignità e la qualità di vita del paziente alla fine della vita.

# Capitolo 4

# Gestione del dolore e sintomi

# Valutazione del dolore e uso delle scale di valutazione

### Differenziazione tra dolore acuto e cronico

La distinzione tra dolore acuto e cronico è essenziale nelle cure palliative, in quanto guida gli approcci alla gestione del dolore e le scelte terapeutiche per i pazienti alla fine della vita. Comprendere le differenze tra questi due tipi di dolore consente agli operatori sanitari di fornire un sollievo appropriato ed efficace, migliorando la qualità di vita del paziente.

Dolore acuto :

- **Causa sottostante:** Il dolore acuto è solitamente causato da una lesione, una malattia o un trauma identificabile. Spesso è il risultato di un danno ai tessuti, di un'infiammazione o di una procedura medica.
- **Insorgenza improvvisa:** il dolore acuto di solito inizia improvvisamente e può essere intenso. Spesso è associato a una condizione medica o a una procedura acuta.
- **Durata limitata:** il dolore acuto è generalmente di breve durata, da poche ore a qualche settimana, e diminuisce man mano che la causa sottostante viene trattata o guarita.
- **Prevedibilità:** il dolore acuto è spesso prevedibile in termini di causa e durata. Diminuisce con il progredire del processo di guarigione.
- **Risposta al trattamento:** Il dolore acuto risponde generalmente bene ai trattamenti medici, come gli analgesici, e alla gestione della causa sottostante.

Dolore cronico :

- **Causa sottostante :** Il dolore cronico può essere causato da malattie croniche, danni ai nervi, condizioni infiammatorie o altri fattori complessi. La causa può essere difficile da identificare.
- **Durata prolungata:** Il dolore cronico in genere dura più di tre mesi, o addirittura a tempo indeterminato. Può persistere anche dopo la guarigione della causa iniziale.
- **Intensità variabile:** il dolore cronico può variare di intensità nel tempo, da lieve a grave. Può avere periodi di sollievo temporaneo seguiti da ricadute.

- **Influenza sulla qualità di vita:** il dolore cronico può avere un impatto significativo sulla qualità di vita del paziente, influenzando il sonno, l'umore, la mobilità e le attività quotidiane.
- **Risposta al trattamento:** Il dolore cronico può essere più difficile da gestire e può non rispondere in modo altrettanto efficace ai trattamenti convenzionali. Spesso è necessario un approccio multidisciplinare.

Comprendendo la differenza tra dolore acuto e cronico, gli operatori sanitari delle cure palliative possono adattare le strategie di gestione del dolore alle esigenze specifiche del paziente. Possono fornire un'assistenza mirata a ridurre il dolore e a migliorare la qualità della vita, tenendo conto degli aspetti fisici, emotivi e psicologici della sofferenza del paziente alla fine della vita.

## Metodi di valutazione del dolore: scale visive, scale numeriche, ecc.

Una valutazione accurata del dolore è fondamentale per una gestione efficace del dolore nelle cure palliative. Gli operatori sanitari utilizzano diversi metodi di valutazione per comprendere l'intensità e le caratteristiche del dolore provato dal paziente. Queste valutazioni forniscono informazioni essenziali per adattare i trattamenti e gli interventi, garantendo così un sollievo ottimale dal dolore.

**Scala analogica visiva (VAS):** la VAS è una scala grafica sulla quale i pazienti segnano il loro dolore su una linea retta, che va da nessun dolore (0) al massimo dolore immaginabile (10). Questo metodo fornisce un modo semplice e visivo di misurare l'intensità del dolore.

**Scala numerica (EN):** La EN è una scala in cui il paziente assegna un numero al suo dolore, solitamente da 0 a 10, per indicarne l'intensità. È simile alla VAS, ma non include l'aspetto visivo.

**Scala verbale semplice (EVS):** l'EVS chiede al paziente di scegliere uno dei diversi termini (come "nessun dolore", "dolore lieve", "dolore moderato", "dolore grave", ecc.

**Scala verbale digitale (DVS):** La VNS combina elementi delle scale verbali e numeriche. Il paziente sceglie un aggettivo da un elenco (come "nessun dolore", "dolore lieve", "dolore moderato", "dolore forte") e poi assegna un numero per indicare l'intensità del dolore.

**Questionari di autovalutazione:** alcuni questionari, come il McGill Pain Index (MDI), consentono ai pazienti di descrivere il proprio dolore utilizzando parole e frasi specifiche per descrivere le caratteristiche del dolore, come la sua qualità e la sua localizzazione.

**Valutazione continua:** nelle cure palliative, la valutazione del dolore deve essere continua e regolare, poiché l'intensità e le caratteristiche del dolore possono cambiare. I pazienti devono essere incoraggiati a esprimere il loro dolore in qualsiasi momento.

**Approccio olistico:** oltre alle scale di valutazione, gli operatori sanitari delle cure palliative considerano anche le espressioni verbali e non verbali del paziente, nonché i fattori psicologici, emotivi e contestuali che possono influenzare la percezione del dolore.

L'uso di diversi metodi di valutazione del dolore consente agli operatori sanitari delle cure palliative di raccogliere informazioni complete sull'intensità e sulle caratteristiche del dolore provato dal paziente. Questo assicura che i trattamenti del dolore siano personalizzati e che il sollievo dal dolore sia ottimale, contribuendo a migliorare la qualità di vita del paziente alla fine della vita.

### L'importanza della comunicazione con il paziente per una valutazione accurata

Una comunicazione aperta ed efficace tra il paziente e l'équipe di cura è fondamentale per una valutazione accurata del dolore nelle cure palliative. I pazienti alla fine della vita possono provare una serie di emozioni, paure e preoccupazioni legate al dolore, e un'attenta comunicazione permette agli operatori sanitari di comprendere appieno la loro esperienza, portando a una migliore gestione del dolore.

**Espressione accurata del dolore:** i pazienti sono la fonte più affidabile di informazioni sul proprio dolore. Incoraggiando una comunicazione aperta, i pazienti possono descrivere la natura, l'intensità, la localizzazione e le caratteristiche del loro dolore, il che aiuta gli operatori sanitari a valutare la situazione in modo più accurato.

**Influenza delle emozioni:** Il dolore alla fine della vita può essere influenzato da fattori emotivi come ansia, paura, tristezza e frustrazione. I pazienti possono descrivere come le loro emozioni interagiscono con il dolore, consentendo un approccio più olistico alla gestione.

**Evoluzione del dolore:** i pazienti possono spiegare come si evolve il loro dolore nel tempo. Questo include i momenti in cui il dolore è più intenso, i momenti in cui si allevia e i fattori che sembrano influenzare queste variazioni.

**Risposta ai trattamenti: Una** comunicazione aperta permette ai pazienti di descrivere la loro risposta ai trattamenti per il dolore, il che orienta gli aggiustamenti necessari e aiuta a evitare effetti collaterali indesiderati.

**Preferenze di trattamento : I** pazienti possono esprimere le loro preferenze terapeutiche, comprese le esperienze precedenti con determinati farmaci o approcci, consentendo agli operatori sanitari di personalizzare le opzioni terapeutiche.

**Impatto sulla qualità di vita:** i pazienti possono spiegare come il dolore influisce sulla loro qualità di vita complessiva, compresa la capacità di dormire, interagire socialmente, muoversi e partecipare ad attività significative.

**Fiducia e responsabilizzazione:** una comunicazione aperta crea fiducia tra il paziente e l'équipe di cura, il che può portare il paziente a sentirsi più coinvolto nelle decisioni sulla propria gestione del dolore.

**Tenere conto dei fattori culturali:** un'attenta comunicazione consente ai pazienti di condividere anche i fattori culturali o spirituali che possono influenzare la loro percezione del dolore e le loro preferenze terapeutiche.

La comunicazione con il paziente è una pietra miliare per un'accurata valutazione del dolore nelle cure palliative. Stabilendo uno spazio di fiducia in cui i pazienti possono esprimere le loro sensazioni, esigenze e preoccupazioni, gli operatori sanitari possono comprendere meglio il dolore nel contesto generale della vita del paziente, portando a una gestione del dolore più efficace ed empatica.

# Approcci farmacologici e non farmacologici

### Analgesici: valutazione e somministrazione appropriata

Gli analgesici svolgono un ruolo centrale nella gestione del dolore nelle cure palliative. Un'attenta valutazione del dolore e delle esigenze individuali del paziente è essenziale per determinare la scelta appropriata degli analgesici e la loro somministrazione. L'obiettivo è fornire un sollievo ottimale, riducendo al minimo gli effetti collaterali indesiderati.

**Valutazione del dolore:** prima di prescrivere un analgesico, gli operatori sanitari devono effettuare una valutazione completa del dolore del paziente. Ciò include l'uso di scale del dolore, la discussione con il paziente sull'intensità, la qualità e la localizzazione del dolore e la considerazione dei fattori emotivi e psicologici.

**Scelta dell'analgesico:** in base alla valutazione, l'operatore sanitario sceglierà un analgesico adatto all'intensità e alle caratteristiche del dolore. Gli analgesici sono generalmente classificati in tre livelli: analgesici non oppioidi, oppioidi deboli e oppioidi forti.

**Analgesici non oppioidi: sono** generalmente utilizzati per il dolore da lieve a moderato. Comprendono farmaci come il paracetamolo e i farmaci antinfiammatori non steroidei (FANS). I vantaggi di questi farmaci sono il loro profilo di effetti collaterali generalmente basso.

**Oppioidi deboli:** per il dolore da moderato a grave, possono essere prescritti oppioidi deboli come la codeina e il tramadolo. Hanno un potenziale maggiore di effetti collaterali rispetto agli analgesici non oppioidi, ma offrono un sollievo più potente.

**Oppioidi forti: gli** oppioidi forti, come la morfina, l'ossicodone e il fentanil, sono utilizzati per il dolore grave e cronico. Sono efficaci per alleviare il dolore intenso, ma richiedono un attento monitoraggio a causa dell'aumento del rischio di effetti collaterali.

**Somministrazione adatta: gli** analgesici sono generalmente somministrati per via orale sotto forma di compresse, liquidi o cerotti cutanei. Tuttavia, nei casi in cui il paziente non può ingerire o assorbire i farmaci per via orale, si possono utilizzare altre vie di somministrazione, come l'iniezione sottocutanea, intramuscolare o endovenosa.

**Titolazione e equianalgesia: la** titolazione comporta la regolazione delle dosi di analgesico in base all'intensità del dolore del paziente. L'equianalgesia permette di convertire le dosi da un analgesico all'altro, mantenendo un sollievo equivalente.

**Effetti collaterali e gestione:** gli operatori sanitari devono monitorare attentamente gli effetti collaterali degli analgesici, come sedazione, costipazione, nausea e vomito. Per mitigare questi effetti, possono essere necessari interventi specifici, come farmaci anti-contipazione.

Adattando la valutazione del dolore e la scelta degli analgesici alle esigenze individuali del paziente, gli operatori sanitari delle cure palliative mirano a fornire un sollievo ottimale, riducendo al minimo gli effetti collaterali indesiderati. Una comunicazione aperta con il paziente è essenziale per regolare le dosi in base all'evoluzione del dolore e alle risposte al trattamento, garantendo così il massimo comfort durante il periodo di fine vita.

## Uso di tecniche di rilassamento e meditazione
Nelle cure palliative, la gestione del dolore non si limita all'uso di farmaci. Le tecniche di rilassamento e di meditazione svolgono un ruolo importante nella gestione olistica del dolore. Questi approcci non farmacologici offrono ai pazienti alla fine della vita strumenti per gestire il dolore in modo complementare e migliorare il loro benessere emotivo.


Tecniche di rilassamento:
- **Respirazione profonda:** insegnare ai pazienti tecniche di respirazione profonda può aiutare a ridurre la tensione muscolare e a promuovere il rilassamento, che può contribuire a un parziale sollievo dal dolore.
- **Rilassamento muscolare progressivo:** questo metodo prevede la contrazione e il rilascio graduale di diversi gruppi muscolari per indurre un rilassamento profondo e ridurre la tensione.
- **Immaginazione guidata:** guidando i pazienti attraverso visualizzazioni positive e calmanti, gli operatori sanitari possono aiutare a distogliere l'attenzione dal dolore e a creare un senso di calma.
- **Massaggio terapeutico:** i massaggi delicati possono ridurre la tensione muscolare, favorire la circolazione e indurre una sensazione di rilassamento generale, che può aiutare a gestire il dolore.

Tecniche di meditazione :
- **Meditazione Mindfulness:** concentrandosi sul momento presente, i pazienti possono sviluppare una maggiore tolleranza al dolore, osservando le loro sensazioni e i loro pensieri senza giudicare.
- **Meditazione di visualizzazione:** i pazienti vengono guidati attraverso visualizzazioni positive per creare uno stato

mentale tranquillo e rilassato, che può aiutare a ridurre la percezione del dolore.

- **Meditazione Trascendentale:** questa tecnica prevede la ripetizione silenziosa di un mantra per calmare la mente e favorire il rilassamento, che può essere utile per alleviare il dolore.
- **Meditazione sul respiro:** concentrandosi sul respiro, i pazienti possono calmare la mente e creare una separazione mentale dal dolore.

**Personalizzazione delle tecniche:** le tecniche di rilassamento e meditazione devono essere adattate alle preferenze e alle capacità individuali del paziente. Alcune persone possono preferire la meditazione silenziosa, mentre altre possono trovare più efficace il rilassamento muscolare.

**Integrazione nella cura olistica:** le tecniche di rilassamento e meditazione non sostituiscono i trattamenti medici, ma sono spesso utilizzate come complemento per offrire un approccio olistico alla gestione del dolore.

**Formazione e incoraggiamento:** I pazienti possono trarre beneficio da sessioni di insegnamento e pratica di queste tecniche, ed è importante incoraggiarli a usarle regolarmente per trarne tutti i benefici.

Integrando le tecniche di rilassamento e meditazione nelle cure palliative, gli operatori sanitari forniscono ai pazienti strumenti pratici per gestire il dolore in modo proattivo. Questi approcci consentono ai pazienti di sentirsi più autonomi nel processo di alleviamento del dolore, rafforzando al contempo il loro benessere emotivo e mentale in questo periodo delicato.

## Integrazione delle terapie complementari per alleviare i sintomi

Nelle cure palliative, l'integrazione delle terapie complementari può svolgere un ruolo significativo nell'alleviare i sintomi fisici, emotivi e psicologici dei pazienti alla fine della vita. Questi approcci olistici sono progettati per integrare i trattamenti medici tradizionali e offrire un approccio più completo alla gestione dei sintomi, migliorando così la qualità di vita dei pazienti.

Terapie per il sollievo dei sintomi :

- **Massoterapia:** i massaggi terapeutici possono ridurre la tensione muscolare, migliorare la circolazione sanguigna e ridurre il disagio fisico.
-  **Agopuntura:** l'agopuntura può aiutare a ridurre il dolore, la nausea, il vomito e i disturbi del sonno, promuovendo al contempo un senso di rilassamento.
- **Aromaterapia:** gli oli essenziali possono essere utilizzati per alleviare l'ansia, l'insonnia e altri sintomi emotivi, oltre che per migliorare il comfort fisico.
- **Riflessologia:** questa tecnica applica una pressione su punti specifici dei piedi e delle mani per favorire il rilassamento e alleviare il dolore.
- **Musicoterapia:** l'ascolto di musica rilassante può ridurre l'ansia, migliorare l'umore e creare un ambiente calmo.
- **Arteterapia:** il disegno, la pittura e altre forme di espressione artistica possono aiutare i pazienti a esprimere le loro emozioni, a rilassarsi e a trovare un senso di realizzazione.

**Approccio personalizzato:** è fondamentale adattare le terapie complementari alle esigenze e alle preferenze individuali del paziente. Ciò che funziona per un paziente può non funzionare per un altro.

**Valutazione continua:** gli operatori sanitari devono monitorare attentamente la risposta del paziente alle terapie complementari e apportare modifiche, se necessario.

**Team di cura multidisciplinare:** le terapie complementari devono essere integrate come parte di un approccio completo e coordinato che coinvolga diversi membri del team di cura, tra cui medici, infermieri, assistenti sociali e terapisti specializzati.

**Convalida scientifica: sebbene le** terapie complementari abbiano mostrato benefici nell'alleviare i sintomi, è importante scegliere approcci con una solida base scientifica e integrarli con giudizio.

L'integrazione delle terapie complementari nelle cure palliative offre ai pazienti ulteriori opzioni per gestire i sintomi e migliorare il loro benessere generale. Combinando questi approcci con i trattamenti medici convenzionali, gli operatori sanitari offrono una gamma completa di supporto ai pazienti alla fine della vita, rispettando le loro preferenze individuali e cercando di soddisfare le loro esigenze fisiche ed emotive.

# Gestione di altri sintomi comuni

### Nausea e vomito : Trattamenti medici e preventivi

La nausea e il vomito sono sintomi comuni nelle cure palliative e possono essere il risultato della malattia di base, dei trattamenti medici o di fattori emotivi. Una gestione efficace di questi sintomi è essenziale per migliorare la qualità di vita dei pazienti alla fine della vita. Gli approcci comprendono trattamenti medici e strategie preventive volte a ridurre l'incidenza e la gravità di questi sintomi.

Trattamenti medici :

- **Antiemetici: gli** antiemetici sono farmaci progettati per prevenire o trattare la nausea e il vomito. Agiscono bloccando i segnali cerebrali responsabili di questi sintomi. Si possono utilizzare diverse classi di antiemetici, a seconda della causa e della gravità della nausea e del vomito.
- Farmaci **anticolinergici:** bloccano i segnali tra i nervi e i muscoli e possono aiutare a ridurre le contrazioni dello stomaco responsabili di nausea e vomito.
- **Farmaci procinetici: i** farmaci procinetici aiutano ad accelerare il movimento del cibo attraverso lo stomaco e l'intestino, il che può ridurre la sensazione di nausea.

Strategie preventive :

- **Gestione del dolore:** un dolore non trattato può aggravare la nausea e il vomito. Un'adeguata gestione del dolore può quindi aiutare a ridurre questi sintomi.
- **Idratazione:** mantenere il paziente ben idratato può aiutare a prevenire la nausea e il vomito. Tuttavia, piccole quantità frequenti di liquidi sono spesso meglio tollerate rispetto a grandi quantità tutte insieme.
- **Dieta equilibrata:** una dieta equilibrata e leggera può ridurre al minimo la nausea. Evitare cibi grassi, piccanti e ricchi di odori può essere d'aiuto.
- **Eviti gli odori forti: Gli** odori forti possono scatenare la nausea. Evitare gli ambienti con odori forti può aiutare a prevenire i sintomi.
- **Gestione dello stress e dell'ansia: lo** stress e l'ansia possono peggiorare la nausea. Le tecniche di rilassamento, la meditazione e altri approcci psicologici possono aiutare.

**Personalizzazione:** poiché ogni paziente è unico, è importante adattare i trattamenti alle esigenze e alle preferenze individuali.

**Comunicazione e valutazione continua:** gli operatori sanitari devono mantenere una comunicazione aperta con i pazienti per monitorare l'efficacia dei trattamenti e adattare le strategie di conseguenza.

La gestione della nausea e del vomito nelle cure palliative mira a fornire un sollievo efficace, riducendo al minimo gli effetti collaterali indesiderati. Combinando trattamenti medici mirati con strategie preventive e tenendo conto delle esigenze specifiche del paziente, gli operatori sanitari aiutano a migliorare il comfort e la qualità di vita del paziente in questo periodo delicato.

## Stanchezza e debolezza: approcci alla gestione della spossatezza

La stanchezza e la debolezza sono sintomi comuni nei pazienti in cure palliative e possono avere un impatto significativo sulla qualità della vita. La gestione efficace della spossatezza richiede un approccio multidisciplinare che combina strategie mediche, comportamentali e psicologiche per aiutare i pazienti a conservare le energie e a mantenere un certo grado di benessere.

Strategie mediche :
- **Valutazione completa:** una valutazione approfondita della stanchezza è essenziale per identificare le cause sottostanti, siano esse legate alla malattia stessa, ai trattamenti o ad altri fattori medici.
- **Ottimizzare i farmaci:** I farmaci che contribuiscono alla stanchezza possono essere modificati o sostituiti, se possibile. Anche la gestione degli effetti collaterali dei farmaci può aiutare a ridurre la stanchezza.
- **Gestire i sintomi correlati:** Sintomi come dolore, nausea, problemi di sonno e depressione possono peggiorare la stanchezza. Trattando questi sintomi, la stanchezza può essere controllata meglio.

Strategie comportamentali :
- **Gestione dell'energia:** incoraggiare i pazienti a gestire saggiamente la loro energia, pianificando le attività per i momenti della giornata in cui si sentono più energici. Anche i periodi di riposo regolari sono importanti.

- **Attività fisica leggera:** sebbene il riposo sia importante, un'attività fisica leggera, come camminare o fare yoga, può aiutare a mantenere la forza muscolare e migliorare la resistenza.
- **Alimentazione equilibrata:** una dieta equilibrata e ricca di nutrienti può aiutare a mantenere l'energia. I pasti leggeri e frequenti possono essere meglio tollerati rispetto a quelli abbondanti.

Strategie psicologiche :

- **Gestione dello stress:** lo stress e l'ansia possono contribuire alla stanchezza. Le tecniche di rilassamento, meditazione e respirazione possono aiutare a gestire questi fattori.
- **Supporto psicologico:** offrire un supporto psicologico ed emotivo ai pazienti può aiutarli ad affrontare la fatica e a comprendere meglio le emozioni associate.
- **Stabilire obiettivi realistici:** Incoraggiare i pazienti a fissare obiettivi realistici per la giornata può evitare il sovraccarico di attività e aiutare a prevenire l'affaticamento.

**Valutazione continua:** gli operatori sanitari devono monitorare attentamente la stanchezza del paziente e adattare le strategie di conseguenza, in base alla progressione della malattia e alla risposta al trattamento.

La gestione della stanchezza e della debolezza nelle cure palliative richiede un approccio olistico che tenga conto degli aspetti medici, comportamentali e psicologici. Adattando le strategie alle esigenze individuali del paziente e lavorando a stretto contatto con l'équipe di cura, gli operatori sanitari mirano a migliorare la qualità di vita del paziente, promuovendo un migliore equilibrio tra attività e riposo.

### Dispnea (difficoltà di respirazione) : Strategie per migliorare la respirazione

La dispnea, o difficoltà respiratorie, è un sintomo comune nelle cure palliative, spesso causato da una malattia polmonare avanzata, da problemi cardiaci o da altre condizioni mediche. Gestire efficacemente la dispnea è fondamentale per migliorare la qualità di vita del paziente e consentirgli di respirare più facilmente. Gli approcci comprendono strategie mediche e comportamentali per alleviare il disagio respiratorio.

Strategie mediche :

- **Valutazione completa:** una valutazione approfondita della dispnea è essenziale per identificare le cause sottostanti e determinare se sono legate a patologie polmonari, cardiache o di altro tipo.

- **Ottimizzazione del trattamento:** I trattamenti esistenti per le condizioni mediche sottostanti devono essere ottimizzati per ridurre al minimo la dispnea. Questo può includere la regolazione dei farmaci e interventi specifici.

- **Ossigenoterapia:** in alcuni casi, la somministrazione di ossigeno può essere utile per migliorare l'assunzione di ossigeno e alleviare la dispnea.

Strategie comportamentali :

- **Posizionamento:** incoraggiare i pazienti ad adottare posizioni che facilitino la respirazione, come sedersi leggermente in avanti o usare cuscini per sollevare la testa.

- **Respirazione controllata:** insegnare ai pazienti tecniche di respirazione lenta e profonda può aiutare a migliorare l'efficienza respiratoria e a ridurre l'ansia legata alla dispnea.

- **Ventilazione:** l'uso di ventilatori portatili o di prese d'aria nella stanza del paziente può favorire la circolazione dell'aria e facilitare la respirazione.

Supporto psicologico :

- **Gestire l'ansia:** la dispnea può causare ansia. Utilizzando tecniche di rilassamento, meditazione e supporto psicologico, i pazienti possono gestire meglio l'ansia associata alle loro difficoltà respiratorie.

- **Comunicazione:** incoraggiare i pazienti a esprimere i loro sentimenti e le loro preoccupazioni riguardo alla dispnea può aiutare a ridurre lo stress emotivo e a migliorare il loro benessere generale.

**Valutazione continua:** gli operatori sanitari devono monitorare attentamente la dispnea del paziente e adattare le strategie in base alla progressione della malattia e alla risposta al trattamento.

La gestione della dispnea nelle cure palliative mira a migliorare la qualità di vita dei pazienti, consentendo loro di respirare in modo più confortevole. Combinando approcci medici e comportamentali personalizzati in base alle esigenze individuali del paziente, gli operatori sanitari contribuiscono ad alleviare il disagio respiratorio e ad aiutare i pazienti ad affrontare meglio questa difficoltà.

# Capitolo 5

# Supporto psicologico ed emotivo

# L'importanza del supporto psicologico nelle cure palliative

### Riconoscere l'impatto emotivo della malattia terminale

La malattia terminale ha un impatto profondo e complesso sulle emozioni e sul benessere emotivo dei pazienti. Riconoscere questo impatto emotivo è fondamentale per fornire un supporto adeguato e olistico ai pazienti alla fine della vita. Gli operatori sanitari delle cure palliative devono essere sensibili alle emozioni del paziente ed essere pronti ad affrontare questi aspetti con compassione ed empatia.

**Varietà di emozioni:** I malati terminali possono provare una serie di emozioni intense, tra cui paura, ansia, tristezza, rabbia, frustrazione e talvolta anche un senso di sollievo o di accettazione. Ogni individuo reagisce in modo diverso alla realtà della sua situazione.

**Impatto psicologico:** affrontare la propria mortalità può portare a una serie di preoccupazioni psicologiche, come la perdita di controllo, la sensazione di impotenza, la preoccupazione per i propri cari, il rimpianto e le domande esistenziali sulla vita e sulla morte.

**Ascolto attivo:** gli operatori sanitari devono offrire ai pazienti un ascolto attivo, per consentire loro di esprimere le proprie emozioni in tutta tranquillità. È importante creare uno spazio sicuro in cui i pazienti possano condividere i loro pensieri e sentimenti senza essere giudicati.

**La convalida delle emozioni:** La convalida delle emozioni è essenziale. I pazienti devono sapere che le loro emozioni sono normali e comprensibili di fronte alla situazione difficile che stanno affrontando.

**Comunicazione aperta:** gli operatori sanitari dovrebbero incoraggiare una comunicazione aperta e onesta con i pazienti sulle loro emozioni. Questo può aiutare a identificare le fonti di disagio emotivo e a sviluppare strategie per affrontarle.

**Supporto psicologico:** indirizzare i pazienti a psicologi, assistenti sociali o consulenti di salute mentale specializzati in cure palliative può offrire un ulteriore supporto emotivo per affrontare la complessità delle emozioni alla fine della vita.

**Famiglia e persone care:** è importante riconoscere che anche le persone care dei pazienti alla fine della vita sono profondamente colpite a livello emotivo. Offrire un sostegno emotivo a familiari e amici può contribuire a migliorare la qualità di vita del paziente, riducendo lo stress e l'ansia.

Riconoscere l'impatto emotivo della malattia terminale è un passo essenziale per fornire un'assistenza completa e centrata sul paziente nelle cure palliative. Gli operatori sanitari devono creare un ambiente empatico e attento, in cui i pazienti possano esprimere in sicurezza le loro emozioni e ricevere il sostegno necessario per affrontare la complessità dei loro sentimenti.

## Il ruolo dell'Infermiera come supporto emotivo

Come infermiera, lei svolge un ruolo cruciale nel fornire un supporto emotivo essenziale ai pazienti e alle loro famiglie durante il loro percorso di fine vita. La sua presenza premurosa, empatica e compassionevole contribuisce a creare un ambiente di cura in cui le emozioni possono essere espresse con fiducia e il benessere psicologico viene preso in considerazione.

**Ascolto attivo ed empatia**: l'ascolto attivo e il mettersi nei panni del paziente e della famiglia sono abilità fondamentali per fornire supporto emotivo. Ascoltando attentamente le loro preoccupazioni, paure e sentimenti, dimostra di avere a cuore il loro benessere.

**Convalidare le emozioni**: Quando i pazienti o i familiari esprimono le loro emozioni, è importante convalidarle. Ciò significa riconoscere che ciò che provano è normale e comprensibile nel contesto della loro situazione. La convalida può aiutare a ridurre l'ansia e a promuovere la connessione emotiva.

**Comunicazione aperta**: incoraggiare una comunicazione aperta e onesta crea uno spazio in cui i pazienti e le famiglie possono condividere i loro pensieri e le loro preoccupazioni in modo confidenziale. Questo può aiutare a identificare le fonti di disagio emotivo e a fornire un supporto mirato.

**Fornire informazioni**: spiegare chiaramente i trattamenti, le opzioni di cura e i processi relativi alla fine della vita può aiutare a ridurre l'ansia causata dall'ignoto. Essere informati permette ai pazienti e alle loro famiglie di gestire meglio la loro situazione.

**Supporto alle decisioni**: i pazienti e le famiglie possono trovarsi di fronte a decisioni difficili alla fine della vita. Sostenendoli nel processo decisionale, fornendo informazioni e rispettando le loro scelte, lei contribuisce a dare loro un senso di controllo.

**Gestire l'ansia e lo stress**: le abilità di gestione dello stress e le tecniche di rilassamento possono essere utili per aiutare i pazienti e le famiglie a gestire l'ansia e lo stress associati alla fine della vita.

**Rinvio:** se necessario, indirizzare i pazienti e le famiglie a professionisti specializzati in salute mentale o a gruppi di sostegno può fornire un supporto emotivo più mirato.

**Riservatezza e rispetto:** rispettando la riservatezza e fornendo un ambiente di cura rispettoso, lei crea uno spazio in cui i pazienti e le famiglie si sentono al sicuro nel condividere le loro emozioni.

Come infermiera, lei è un pilastro del supporto emotivo per i pazienti e le famiglie alla fine della vita. La sua capacità di ascoltare, convalidare le emozioni e fornire un supporto compassionevole gioca un ruolo cruciale nel migliorare il benessere psicologico delle persone che assiste, creando al contempo un ambiente di cura e compassione.

## Promuovere il benessere psicologico dei pazienti e delle loro famiglie.

Promuovere il benessere psicologico dei pazienti e delle loro famiglie nelle cure palliative è una componente essenziale dell'assistenza complessiva. Le sfide emotive e psicologiche associate alla fine della vita richiedono un approccio attento e sensibile per aiutare i pazienti e le loro famiglie a gestire lo stress, a sviluppare strategie di coping e a trovare conforto.

**Valutazione dei bisogni:** prima di promuovere il benessere psicologico, è importante valutare i bisogni emotivi e psicologici del paziente e della sua famiglia. Questo può essere fatto attraverso interviste o questionari mirati.

Supporto emotivo :

- **Ascolto empatico:** offrire un orecchio attento e comprensivo alle preoccupazioni e alle emozioni del paziente e della sua famiglia favorisce un legame e un sostegno psicologico essenziale.
- **Convalida delle emozioni:** Convalidare le emozioni del paziente e della sua famiglia, facendo capire loro che ciò che provano è normale e comprensibile, può aiutare a ridurre l'ansia e lo stress.
- **Supporto professionale:** indirizzare i pazienti e le loro famiglie a professionisti specializzati in salute mentale, come psicologi o consulenti di cure palliative, può offrire un supporto emotivo più mirato.

Istruzione :

- **Informazioni trasparenti:** Fornire informazioni chiare e oneste sulla malattia, sui trattamenti e sulle opzioni di cura può ridurre l'ansia per l'ignoto.

- **Consapevolezza delle reazioni normali:** educare i pazienti e le loro famiglie sulle reazioni emotive normali alla fine della vita, come il lutto anticipato, può aiutare a normalizzare le loro emozioni.

Strategie di coping :

- **Tecniche di rilassamento:** insegnare tecniche di rilassamento, respirazione profonda e meditazione può aiutare i pazienti e le famiglie a gestire lo stress e l'ansia.

- **Espressione creativa:** incoraggiare l'uso di forme creative di espressione, come l'arte, la musica o la scrittura, può aiutare a canalizzare le emozioni e a trovare uno sfogo.

Supporto di gruppo :

- **Gruppi di sostegno:** l'organizzazione di gruppi di sostegno per i pazienti e le famiglie può aiutarli a condividere esperienze simili, a imparare gli uni dagli altri e a sentirsi meno soli nel loro percorso.

- **Supporto online:** l'offerta di risorse online o di forum di discussione può fornire uno spazio virtuale per il sostegno reciproco e lo scambio di informazioni.

Promuovere il benessere psicologico dei pazienti e dei loro familiari nelle cure palliative richiede un approccio olistico e personalizzato. Fornendo sostegno emotivo, educando alle reazioni normali e offrendo strategie pratiche di coping, gli operatori sanitari aiutano a creare un ambiente di cura che tenga conto delle esigenze psicologiche ed emotive di tutte le persone coinvolte.


# Depressione, ansia e gestione dello stress

### Identificare i segni e i sintomi della depressione

La depressione è una preoccupazione importante nelle cure palliative, in quanto i pazienti alla fine della vita possono essere vulnerabili a stati emotivi difficili. Identificare i segni e i sintomi della depressione è essenziale per fornire un adeguato supporto psicologico e intervenire quando necessario. La depressione può avere un impatto significativo sulla qualità di vita del paziente e la sua identificazione precoce consente di fornire un'assistenza adeguata.

Segni e sintomi :

- **Umore triste persistente:** Un umore persistente di tristezza, disperazione o vuoto è uno dei sintomi principali della depressione.
- **Perdita di interesse o di piacere:** i pazienti depressi possono perdere interesse nelle attività che prima li rendevano felici.
- **Cambiamenti nel peso e nell'appetito:** la depressione può provocare una perdita o un aumento di peso significativo, così come una diminuzione o un aumento dell'appetito.
- **Disturbi del sonno:** i pazienti depressi possono avere problemi di sonno, come l'insonnia o l'ipersonnia (sonno eccessivo).
- **Stanchezza e debolezza:** la stanchezza persistente e la riduzione dell'energia sono comuni nelle persone affette da depressione.
- **Difficoltà di concentrazione:** i pazienti depressi possono avere difficoltà a concentrarsi, a prendere decisioni o a pensare chiaramente.
- **Sentimenti di inutilità o di colpa:** i pazienti possono esprimere sentimenti di inutilità, eccessiva colpa o bassa autostima.
- **Pensieri di morte o di suicidio:** I pensieri di morte, di suicidio o il desiderio di porre fine alla propria vita sono segnali di allarme seri e richiedono un intervento immediato.

Valutazione e intervento :

- **Valutazione completa:** quando interagisce con i pazienti, faccia attenzione ai segni di depressione. Faccia domande aperte sull'umore, sui livelli di energia e sulla qualità della vita.
- **Comunicazione sensibile:** se sospetta sintomi di depressione, affronti l'argomento con sensibilità e senza giudicare. Si assicuri che il paziente si senta sicuro ad aprirsi con lei.
- **Rinvio a un professionista della salute mentale:** se si identificano segni di depressione, il rinvio del paziente a un professionista della salute mentale qualificato è un passo importante. Una diagnosi accurata e interventi appropriati

sono necessari per aiutare il paziente a gestire la depressione.

- **Supporto psicologico: in qualità di** Infermiera, può anche offrire un supporto emotivo e un orecchio comprensivo ai pazienti depressi. La sua presenza compassionevole può avere un impatto positivo sul loro benessere.
- **Lavorare con il team di cura:** collaborare con medici, assistenti sociali e psicologi per sviluppare un piano di trattamento completo per il paziente depresso.

L'identificazione precoce dei segni e dei sintomi della depressione è essenziale per fornire un supporto adeguato ai pazienti alla fine della vita. Rimanendo vigili e offrendo opportunità di espressione emotiva, si contribuisce a migliorare la qualità di vita del paziente tenendo conto del suo benessere psicologico.


**Approcci terapeutici per alleviare l'ansia**
L'ansia è comune tra i pazienti di cure palliative a causa delle incertezze e delle sfide associate alla loro condizione. Gli approcci terapeutici mirano ad aiutare i pazienti a gestire l'ansia, a migliorare il loro benessere emotivo e ad offrire loro strategie per affrontare le fonti di stress. Come infermiera, può svolgere un ruolo importante nell'integrazione di questi approcci nell'assistenza che fornisce.

Tecniche di rilassamento:
- **Respirazione profonda:** insegnare ai pazienti tecniche di respirazione profonda per ridurre i sintomi fisici dell'ansia e favorire il rilassamento.
- **Meditazione e mindfulness:** incoraggiare i pazienti a praticare la meditazione e la mindfulness per migliorare la loro presenza nel momento presente e ridurre le ruminazioni ansiose.

Terapia cognitivo-comportamentale (CBT) :
- **Identificare i pensieri negativi:** aiutare i pazienti a identificare i pensieri negativi e ansiosi che contribuiscono alla loro ansia. Una volta identificati, questi pensieri possono essere affrontati e rivalutati.
- **Sviluppo di strategie di gestione:** guidare i pazienti nello sviluppo di strategie per sfidare e modificare i loro pensieri ansiosi e per adottare una visione più positiva.

Supporto emotivo :

- **Ascolto empatico:** ascoltare attivamente le preoccupazioni dei pazienti e offrire loro uno spazio per esprimere i propri sentimenti senza giudicare.
- **Convalida delle emozioni:** Convalidare le emozioni dei pazienti facendo loro capire che ciò che provano è normale e comprensibile nel contesto della loro situazione.

Arteterapia :

- **Arteterapia:** incoraggiare i pazienti a partecipare ad attività artistiche, come la pittura, il disegno o la scrittura, per canalizzare le loro emozioni ed esprimere le loro preoccupazioni.

Supporto sociale :

- **Gruppi di sostegno:** indirizzare i pazienti a gruppi di sostegno dove possono condividere le loro esperienze e imparare da altri in situazioni simili.

Interventi farmaceutici :

- **Farmaci ansiolitici:** se necessario, i medici possono prescrivere farmaci ansiolitici per aiutare a ridurre i sintomi dell'ansia.

È importante notare che ogni paziente è unico e ciò che funziona per uno può non funzionare per un altro. Collaborando con l'équipe di cura e discutendo apertamente con i pazienti, può aiutare a scegliere gli approcci terapeutici più adatti alle loro esigenze. Offrendo supporto emotivo e incorporando strategie di gestione dell'ansia, può contribuire a migliorare il benessere generale dei pazienti alla fine della vita.

### Tecniche di gestione dello stress per pazienti e familiari

La gestione dello stress è una componente essenziale delle cure palliative, non solo per i pazienti alla fine della vita, ma anche per i loro cari. Il periodo di fine vita può essere emotivamente carico e impegnativo, e aiutare i pazienti e le loro famiglie a sviluppare tecniche di gestione dello stress può migliorare la loro qualità di vita e rafforzare la loro capacità di affrontare questo momento difficile.

Tecniche di gestione dello stress per i pazienti:
- **Respirazione profonda:** insegnare ai pazienti le tecniche di respirazione profonda per calmare la mente e ridurre le reazioni fisiologiche allo stress.
- **Meditazione e Mindfulness:** guidare i pazienti attraverso esercizi di meditazione e mindfulness per aiutarli a concentrarsi sul momento presente e a ridurre i pensieri ansiosi.
- **Yoga dolce:** l'introduzione di movimenti yoga dolci può aiutare a sciogliere le tensioni fisiche ed emotive, favorendo il rilassamento.
- **Diario:** incoraggiare i pazienti a tenere un diario in cui esprimere le proprie emozioni, pensieri e preoccupazioni. Questo può aiutare a chiarire i loro sentimenti e a ridurre lo stress emotivo.

Tecniche di gestione dello stress per i familiari:
- **Cura di sé:** incoraggi le persone care a prendersi del tempo per sé, dedicandosi ad attività calmanti come la lettura, le passeggiate o la meditazione.
- **Sostegno sociale:** indirizzare i parenti verso gruppi di sostegno o reti sociali dove possono condividere le loro esperienze e ricevere il sostegno di altre persone in situazioni simili.
- **Stabilire dei limiti:** I parenti possono sentirsi sopraffatti dalle loro responsabilità. Li aiuti a stabilire dei limiti e a chiedere aiuto quando è necessario.
- **Comunicazione:** incoraggiare i parenti a comunicare apertamente con i pazienti e tra di loro per condividere le loro preoccupazioni e i loro sentimenti.

Tecniche di insegnamento :
- **Sessioni educative:** organizzare sessioni educative in cui insegnare ai pazienti e ai loro familiari le tecniche di gestione dello stress, spiegando come e quando utilizzarle.
- **Supporto visivo:** fornire un supporto visivo, come opuscoli o video, che spieghino le diverse tecniche di gestione dello stress.

Adattamento personalizzato :
- **Tenere conto delle preferenze:** assicurarsi che le tecniche di gestione dello stress proposte siano in linea con le preferenze e le convinzioni individuali dei pazienti e dei loro familiari.
- **Rivalutazione:** incoraggiare i pazienti e i familiari a rivalutare regolarmente le tecniche di gestione dello stress

per determinare ciò che funziona meglio per loro nelle diverse fasi del loro percorso.

La gestione dello stress è uno strumento potente per aiutare i pazienti e i loro cari a superare le sfide della fine della vita. Fornendo risorse, insegnamenti e incoraggiamento per sviluppare queste tecniche, lei contribuisce a rafforzare la loro capacità di affrontare i momenti di stress e a migliorare il loro benessere emotivo.

# Aiuto nella preparazione psicologica alla fine della vita

### Conversazioni sulla morte e sulle preoccupazioni di fine vita
Le conversazioni sulla morte e sulle preoccupazioni di fine vita sono spesso delicate ma essenziali nelle cure palliative. In qualità di Infermiera, lei svolge un ruolo importante nel facilitare queste discussioni con i pazienti e le loro famiglie. Queste conversazioni offrono l'opportunità di affrontare le paure, le speranze, i valori e i desideri dei pazienti, il che può aiutare a creare un piano di assistenza più appropriato e offrire un sostegno emotivo.

Creare uno spazio sicuro:
- **Empatia:** mostri empatia e rassicuri il paziente e la sua famiglia che lei è a disposizione per sostenerli in queste difficili discussioni.
- **Non giudica: Adottare** un atteggiamento non giudicante e aperto, incoraggiando i pazienti e le famiglie a esprimere i loro pensieri e le loro preoccupazioni senza paura.

Ponga delle domande aperte:
- **"Come si sente in questo momento?** Faccia domande aperte per dare al paziente l'opportunità di condividere i suoi sentimenti e le sue preoccupazioni.
- **"Ha qualche preoccupazione specifica sulla fine della vita?** Incoraggiare i pazienti a parlare delle loro preoccupazioni specifiche, che si tratti di dolore, dignità, spiritualità o altri aspetti importanti.

Spiega le opzioni:
- **Chiarimento:** spiegare le opzioni di assistenza disponibili alla fine della vita, comprese le cure palliative, l'assistenza

medica in fin di vita (secondo la legislazione vigente) e altre scelte possibili.

- **Pianificazione avanzata delle cure:** informare i pazienti dell'opportunità di pianificare in anticipo i loro desideri di assistenza alla fine della vita e incoraggiarli a discutere queste preferenze con la famiglia e il team di assistenza.

Ascoltare e rispettare:

- **Ascolto attivo:** ascoltare attentamente le preoccupazioni e i desideri espressi dai pazienti e dai loro familiari.
- **Rispettare le convinzioni:** rispettare le convinzioni culturali, religiose e personali del paziente sulla morte e sul morire.

Sostenere le famiglie :

- **Coinvolgere le persone vicine al paziente:** coinvolgere le persone vicine al paziente in queste conversazioni, poiché anche loro potrebbero avere preoccupazioni e domande.
- **Rassicurare e informare:** rassicurare le famiglie sul fatto che queste discussioni sono importanti per garantire che i desideri del paziente siano rispettati e che l'assistenza sia allineata con i loro valori.

Documentare le preferenze :

- **Cartella clinica:** documentare chiaramente le preferenze e i desideri del paziente in merito alle cure di fine vita nella sua cartella clinica.
- **Direttiva anticipata:** incoraggiare i pazienti a scrivere una Direttiva anticipata di cura o una Dichiarazione anticipata, in linea con la legislazione locale, per garantire il rispetto delle loro volontà.

Le conversazioni sulla morte e sul morire e sulle preoccupazioni di fine vita richiedono sensibilità, comprensione e ascolto attivo. Facilitando queste discussioni, lei permette ai pazienti e alle loro famiglie di condividere i loro sentimenti, chiarire i loro desideri e sviluppare un piano di assistenza che rifletta i loro valori e le loro preferenze. Questo può contribuire a creare un'esperienza di fine vita più rispettosa e compassionevole per tutte le persone coinvolte.

## Supporto per i pazienti e le famiglie nella fase iniziale del lutto

Il lutto anticipato è un processo emotivo che i pazienti di ouro palliative e le loro famiglie possono attraversare anche prima che avvenga la morte. In qualità di infermiere, può svolgere un ruolo cruciale nel fornire un supporto per aiutare i pazienti e le loro famiglie ad affrontare queste emozioni complesse e a prepararsi alla transizione verso la fine della vita.

Validazione delle emozioni :

- **Ascolto attivo: si** prenda il tempo di ascoltare attentamente le preoccupazioni e le emozioni espresse dai pazienti e dai loro familiari.

- **Convalida:** convalida le loro emozioni facendo capire loro che il dolore anticipato è una reazione normale alla situazione e che i loro sentimenti sono comprensibili.

Istruzione e informazione:

- **Processo di lutto:** spiegare il concetto di lutto anticipato e guidare i pazienti e le loro famiglie attraverso le diverse fasi emotive che possono sperimentare.

- **Consapevolezza:** fornire informazioni sulle emozioni e sulle reazioni psicologiche tipiche di questo periodo, per ridurre l'ansia legata all'ignoto.

Espressione emotiva :

- **Incoraggiare la comunicazione:** incoraggiare i pazienti e le famiglie a esprimere apertamente i loro sentimenti e le loro preoccupazioni sulla fine della vita.

- **Attività creative:** offrire attività creative, come la scrittura, il disegno o la musica, come mezzo di espressione emotiva.

Preparazione pratica :

- **Pianificazione avanzata delle cure:** aiutare i pazienti a esplorare ed esprimere i loro desideri in merito alle cure di fine vita, comprese le preferenze sul luogo di morte e sui riti funebri.

- **Gestire gli affari personali:** incoraggiare i pazienti a organizzare i loro affari personali, come ad esempio fare testamento, per alleviare le preoccupazioni sulle conseguenze della morte.

Supporto spirituale :
- **Orientamento religioso:** se il paziente o la famiglia hanno un orientamento spirituale, facilitare gli incontri con i consulenti spirituali per offrire sostegno e consigli.

Assistenza continua :
- **Revisioni periodiche:** riesaminare regolarmente le conversazioni sul lutto anticipato per consentire ai pazienti e alle loro famiglie di esprimere nuove preoccupazioni ed emozioni.
- **Rinvio a specialisti:** Se le emozioni diventano opprimenti, indirizzare i pazienti e le famiglie a consulenti per il lutto o a psicologi specializzati.

Sostenere i pazienti e le famiglie nelle prime fasi del lutto richiede un approccio sensibile e compassionevole. Offrendo uno spazio per l'espressione emotiva, informazioni educative e preparazione pratica, lei contribuisce ad alleviare il carico emotivo e a consentire ai pazienti e alle loro famiglie di affrontare meglio questo periodo di transizione.

## Gestione delle questioni esistenziali e spirituali alla fine della vita

Le questioni esistenziali e spirituali sono spesso al centro delle preoccupazioni dei pazienti alla fine della vita. In qualità di infermiere, lei svolge un ruolo fondamentale nel fornire supporto e apertura per discutere questi temi profondi, che possono influenzare il benessere emotivo e spirituale dei pazienti.

Creare uno spazio di ascolto:
- **Apertura:** offrire uno spazio accogliente e non giudicante, dove i pazienti si sentano a proprio agio nel discutere le loro questioni spirituali ed esistenziali.
- **Ascolto empatico:** prestare un orecchio attento alle preoccupazioni spirituali dei pazienti e offrire loro l'opportunità di condividere le proprie convinzioni e preoccupazioni.

Discussioni sulle credenze :
- **Questioni spirituali:** incoraggiare i pazienti a discutere le loro convinzioni spirituali, siano esse religiose, filosofiche o esistenziali.

- **Impatto sulla fine della vita:** aiutare i pazienti a esplorare come le loro convinzioni influenzano la loro percezione della morte e della fine della vita.

Orientamento spirituale :

- **Supporto religioso:** se i pazienti hanno un'affiliazione religiosa, faciliti il loro accesso a consulenti spirituali o a membri del clero per offrire consigli e sostegno.

- **Esplorare la spiritualità:** incoraggiare i pazienti a esplorare la loro spiritualità, anche se non sono affiliati a una religione specifica. Questo può includere la meditazione, la contemplazione o la connessione con la natura.

Domande esistenziali :

- **Significato della vita:** facilitare le discussioni sul significato della vita, i successi, le relazioni e le lezioni che hanno plasmato il loro percorso.

- **Risultati e rimpianti:** Aiutare i pazienti a riflettere su ciò che hanno raggiunto nella loro vita e ad affrontare eventuali rimpianti.

Facilitare la riconciliazione:

- **Risoluzione dei conflitti:** se ci sono conflitti con i parenti, incoraggi i pazienti a considerare la riconciliazione e a esprimere i loro sentimenti.

Spiritualità e dignità :

- **Rafforzare la dignità:** aiutare i pazienti a vedere come la spiritualità può rafforzare il loro senso di dignità alla fine della vita e aiutarli ad affrontare le sfide.

- **Accettazione e lasciar      andare:** incoraggiare i pazienti a esplorare come le loro convinzioni spirituali o esistenziali possono contribuire all'accettazione e al lasciar andare.

In qualità di infermiera, il suo ruolo nella gestione delle questioni esistenziali e spirituali è quello di fornire uno spazio di discussione e di sostegno, indipendentemente dalle convinzioni dei pazienti. Mostrando empatia e incoraggiando l'esplorazione, aiuta i pazienti a trovare risposte e significato nel loro viaggio spirituale ed esistenziale alla fine della vita.

# Capitolo 6

# Comunicazione ed etica in Cure Palliative

# Comunicazione con i pazienti e le famiglie

### Stabilire un ambiente di comunicazione aperto
La comunicazione aperta è il cuore delle cure palliative e favorisce la fiducia, la comprensione e il benessere dei pazienti e delle loro famiglie. In qualità di infermiere, lei svolge un ruolo chiave nel creare un ambiente favorevole alla comunicazione onesta e aperta, dove i pazienti e le loro famiglie possono esprimere liberamente le loro preoccupazioni, esigenze e desideri.

Creare un clima accogliente :
- **Empatia:** mostri empatia nei confronti dei pazienti e delle famiglie, dimostrando di essere lì per ascoltarli e capirli.
- **Non giudica:** Adottare un atteggiamento non giudicante, incoraggiando i pazienti e le famiglie ad esprimersi senza temere di essere criticati.

Utilizzo di lingue accessibili :
- **Eviti termini medici complessi:** Utilizzi un linguaggio semplice e comprensibile per spiegare le informazioni mediche e le opzioni di cura.
- **Ripetere e riassumere:** ripetere o riassumere le informazioni importanti per assicurarsi che i pazienti e le famiglie capiscano.

Incoraggiare la partecipazione :
- **Porre domande aperte:** Ponga domande che incoraggino i pazienti e le famiglie a condividere le loro preoccupazioni e i loro punti di vista.
- **Ascoltare attivamente:** prestare attenzione a ciò che dicono i pazienti e le famiglie e dimostrare di prenderli sul serio.

Responsabilità del paziente:
- **Processo decisionale informato:** fornire ai pazienti le informazioni necessarie per partecipare attivamente alle decisioni sulla loro cura.
- **Rispettare le scelte:** rispettare le scelte dei pazienti, anche se differiscono da ciò che lei suggerisce, riconoscendo che si tratta della loro vita e della loro decisione.

Garantire la riservatezza:

- **Rispetto della privacy:** scelga momenti appropriati per le discussioni riservate e si assicuri che i pazienti si sentano a proprio agio a parlare in privato.

Informare sui ruoli :

- **Ruoli dell'équipe:** informare i pazienti e le famiglie sui ruoli e le responsabilità dei membri dell'équipe di cure palliative, in modo che sappiano chi contattare.
- **Ruolo di ascolto:** presentarsi come una persona con cui discutere le proprie preoccupazioni e fare domande.

Sostenere gli amici e la famiglia:

- **Inclusione dei parenti:** incoraggiare i parenti a partecipare alle discussioni e a esprimere le loro preoccupazioni, in quanto sono anche parte del team di cura.
- **Coordinamento:** assicurarsi che le informazioni siano condivise con i familiari con il consenso del paziente, in modo che siano informati e supportati.

Creando un ambiente di comunicazione aperta, lei pone una solida base per le cure palliative centrate sul paziente e sulla famiglia. La sua capacità di ascoltare attentamente, di rispettare le scelte e di fornire informazioni chiare aiuta a creare fiducia e a facilitare un processo decisionale informato.


**Strategie per spiegare la situazione medica in modo delicato**

Spiegare la situazione medica con sensibilità è un'abilità cruciale nelle cure palliative. Quando si comunicano informazioni mediche ai pazienti e ai loro familiari, è importante farlo in modo comprensibile e premuroso, tenendo conto delle loro emozioni e necessità.

Creare un ambiente confortevole:

- **Scelta del luogo:** Scelga un luogo tranquillo e riservato per discutere la situazione medica, dove i pazienti e le famiglie possano sentirsi a proprio agio.
- **Atteggiamento empatico:** dimostri un atteggiamento empatico fin dall'inizio, mostrando che lei è lì per sostenerli.

Utilizzando un linguaggio comprensibile:

- **Evitare termini tecnici:** eviti termini medici complessi e utilizzi un linguaggio semplice per spiegare la situazione medica.

- **Analogie e paragoni:** Utilizzi analogie o paragoni per rendere più comprensibili le spiegazioni mediche.

Rispondere alle domande:

- **Incoraggiare le domande:** incoraggiare I pazienti e le famiglie a fare domande in qualsiasi momento e assicurarsi che rispondano onestamente.
- **Si prenda il tempo necessario** per rispondere alle domande in modo completo e accurato.

Comunicare le opzioni di cura:

- **Presentazione delle opzioni:** spiegare le diverse opzioni di assistenza disponibili a seconda della situazione medica, evidenziando i vantaggi e gli svantaggi.
- **Piano di assistenza:** collaborare con il paziente e la sua famiglia per sviluppare un piano di assistenza che rispetti le sue scelte e i suoi valori.

Rispettare le emozioni :

- **Reazioni emotive:** sia preparato a gestire le reazioni emotive, come la rabbia, la tristezza o lo shock, fornendo supporto e rassicurazione.
- **Convalida delle emozioni:** Convalidare le emozioni espresse dai pazienti e dai loro familiari, mostrando che i loro sentimenti sono comprensibili.

Utilizzo di ausili visivi:

- **Grafici e diagrammi:** utilizzare semplici grafici o diagrammi per illustrare i concetti medici in modo visivo.
- **Opuscoli informativi:** fornire opuscoli o documenti informativi per consentire ai pazienti e ai loro familiari di rivedere le informazioni al proprio ritmo.

Coordinarsi con il Team :

- **Coerenza delle informazioni: si assicuri che** le informazioni da lei fornite siano coerenti con quelle fornite dagli altri membri del team di cura.
- **Risorse specialistiche:** se la situazione medica è complessa, si rivolga ai pazienti e alle loro famiglie per ottenere spiegazioni più dettagliate da specialisti o consulenti medici.

Spiegare la situazione medica in modo sensibile richiede un approccio paziente, compassionevole e adattato alle esigenze individuali. Prendendo in considerazione le emozioni, fornendo spiegazioni chiare e offrendo opzioni di cura, lei aiuta i pazienti e le loro famiglie a comprendere meglio la loro situazione e a prendere decisioni informate per il loro percorso di cure palliative.

## Aiutare i pazienti a comprendere e accettare la loro condizione di salute.

Aiutare i pazienti a comprendere e ad accettare la loro condizione nelle cure palliative richiede una comunicazione sensibile ed empatica. Lei svolge un ruolo chiave nel fornire informazioni oneste e nel sostenere i pazienti nel processo di consapevolezza e accettazione.

Spieghi chiaramente:

- **Uso di analogie:** utilizzare analogie o paragoni per semplificare le spiegazioni mediche e rendere la situazione più comprensibile.
- **Evitare il gergo medico:** eviti di usare un linguaggio medico complesso e si assicuri che le spiegazioni siano adattate al livello di comprensione del paziente.

Ascoltate le reazioni:

- **Ascolto attivo:** ascoltare attentamente le reazioni e le domande del paziente, offrendo uno spazio per esprimere i suoi sentimenti e le sue preoccupazioni.
- **Rispondere alle emozioni:** rispondere alle emozioni del paziente con comprensione, dimostrando di riconoscere le sue preoccupazioni.

Fornire risorse:

- **Materiale informativo:** fornire opuscoli informativi, documenti o video, in modo che i pazienti possano imparare di più al loro ritmo.
- **Collegamento con gli specialisti:** Se necessario, indirizzare i pazienti a specialisti o consulenti che possano fornire informazioni più dettagliate sulla loro condizione.

Spiegare le opzioni di cura:

- **Discussione delle scelte:** spiegare le diverse opzioni di assistenza disponibili a seconda della situazione medica, evidenziando i vantaggi e gli svantaggi.
- **Coinvolgere le persone care:** incoraggiare i pazienti a discutere le opzioni di cura con i loro cari, per prendere una decisione informata.

Sostenere le fasi del lutto :

- **Negazione e rabbia:** comprendere che i pazienti possono attraversare fasi di negazione e di rabbia per la loro condizione. Offra un sostegno emotivo in questi momenti.
- **Negoziazione e accettazione:** aiutare i pazienti a esplorare i modi per adattare la loro comprensione della situazione e passare all'accettazione.

Promuovere l'indipendenza :
- **Processo decisionale:** incoraggiare i pazienti a prendere decisioni in base alle loro preferenze e ai loro valori, informandoli sulle implicazioni.
- **Consulenza senza pressioni:** offrire consigli e informazioni senza esercitare pressioni sui pazienti affinché prendano decisioni specifiche.

Monitoraggio in corso:
- **Revisione regolare:** tornare sulle discussioni per verificare la comprensione del paziente, rispondere alle nuove domande e adattare le spiegazioni in base all'evoluzione della sua comprensione.

Aiutare i pazienti a comprendere e accettare la loro condizione richiede pazienza ed empatia. Fornendo informazioni chiare, ascoltando attentamente e offrendo sostegno emotivo, li accompagna nel loro percorso di comprensione e accettazione, che può contribuire a un'esperienza di fine vita più serena e rispettosa.


# Decisione condivisa e direttive anticipate
## Importanza di un processo decisionale informato
Il processo decisionale informato è al centro delle cure palliative, consentendo ai pazienti di svolgere un ruolo attivo nel proprio percorso di cura. In qualità di infermiere, lei ha un ruolo fondamentale nell'aiutare i pazienti a comprendere le loro opzioni, fornendo informazioni dettagliate e sostenendoli nel prendere decisioni che riflettano i loro valori e le loro preferenze.

Rispetto dell'autonomia :
- **Diritto all'informazione:** informare i pazienti del loro diritto di conoscere i dettagli della loro condizione, le opzioni di trattamento e le loro implicazioni.
- **Ruolo attivo:** incoraggiare i pazienti ad assumere un ruolo attivo nel prendere decisioni sulla loro assistenza, in base alle loro preferenze e ai loro valori.

Comprendere le opzioni:
- **Spiegazioni dettagliate:** fornire spiegazioni chiare e dettagliate delle diverse opzioni terapeutiche, utilizzando un linguaggio accessibile.

- **Vantaggi e svantaggi:** Discutere i vantaggi e gli svantaggi di ciascuna opzione, tenendo conto delle considerazioni mediche e delle preferenze del paziente.

Coinvolgimento di familiari e amici:

- **Inclusione delle famiglie:** includere la famiglia del paziente nelle discussioni decisionali, in quanto può offrire ulteriore supporto e prospettiva.
- **Consenso:** incoraggiare i pazienti e le loro famiglie a lavorare insieme per raggiungere un consenso sulle scelte di cura.

Considerazione dei valori e delle preferenze :

- **Discussione sui valori:** esplorare i valori personali del paziente e il modo in cui influenzano le sue preferenze di assistenza alla fine della vita.
- **Contesto di vita:** comprendere il contesto di vita del paziente, comprese le credenze religiose, culturali e familiari, per guidare le decisioni.

Pianificazione avanzata delle cure:

- **Direttive anticipate:** Discutere la possibilità che il paziente scriva delle direttive anticipate per esprimere i suoi desideri in merito alle cure future.
- **Persona di fiducia:** incoraggiare i pazienti a nominare una persona di fiducia che prenda decisioni mediche per loro conto, se necessario.

Valutazione in corso:

- **Revisione regolare:** rivedere le decisioni prese periodicamente, tenendo conto dei cambiamenti nello stato di salute del paziente e delle sue preferenze.
- **Adattamento:** essere pronti ad adattare i piani di assistenza all'evolversi della situazione e dei desideri del paziente.

Il processo decisionale informato consente ai pazienti di mantenere il controllo del loro percorso di cura, tenendo conto dei loro valori e preferenze. Aiutando i pazienti a comprendere le loro opzioni e facilitando discussioni aperte, lei contribuisce a creare un'esperienza di fine vita incentrata sul paziente e che rispetta i suoi desideri.

## Coinvolgere i pazienti e le loro famiglie nelle decisioni di assistenza.

Coinvolgere il paziente e la famiglia nelle decisioni assistenziali è una pratica essenziale nelle cure palliative. In qualità di Infermiera, lei svolge un ruolo chiave nel facilitare discussioni aperte e nel promuovere la collaborazione tra il paziente, la sua famiglia e l'équipe di cura, per garantire che le scelte assistenziali siano allineate con i valori, le preferenze e le esigenze del paziente.

Creare un ambiente inclusivo:

- **Riunioni familiari:** organizzare riunioni familiari per discutere le opzioni di assistenza e consentire a tutti i membri di condividere le loro opinioni.
- **Incoraggiare l'espressione: si assicuri che** ogni membro della famiglia si senta incoraggiato a esprimere le proprie preoccupazioni e opinioni.

Condividere le informazioni :

- **Spiegazioni chiare:** fornire informazioni chiare sulla situazione medica del paziente, utilizzando un linguaggio accessibile a tutti i familiari.
- **Opzioni di assistenza:** spiegare in dettaglio le diverse opzioni di assistenza disponibili, evidenziando i vantaggi e gli svantaggi di ciascuna scelta.

Facilitare il processo decisionale:

- **Discussioni guidate:** facilitare le discussioni aperte ponendo domande aperte che consentano al paziente e alla famiglia di esprimere le proprie preferenze e preoccupazioni.
- **Bilanciare le voci:** assicurarsi che la voce del paziente sia presa in considerazione e bilanciata con quella dei familiari.

Consideri i valori e le preferenze:

- **Colloqui individuali:** se necessario, organizzare colloqui individuali con il paziente e con ciascun familiare per capire i loro valori e le loro preferenze.
- **Approccio rispettoso: prendere** in considerazione le convinzioni religiose, culturali e personali di ognuno quando si prendono decisioni.

Lavorare con il team di assistenza:

- **Coordinamento:** collaborare con gli altri membri del team di cura per garantire la condivisione di tutte le informazioni e la comprensione delle opzioni di cura.

- **Rinvii:** se è necessario prendere decisioni complesse, indirizzare il paziente e la famiglia a consulenti medici o specialisti per ulteriori consigli.

Impostazione degli obiettivi di cura:

- **Priorità del paziente:** identificare gli obiettivi di cura del paziente e della famiglia, sia che riguardino la gestione del dolore, la qualità della vita o altri aspetti.
- **Piano di assistenza personalizzato:** redigere un piano di assistenza personalizzato che tenga conto degli obiettivi e delle preferenze di ogni persona.

Coinvolgere il paziente e la sua famiglia nelle decisioni di cura assicura che il piano di cura sia incentrato sul paziente e rifletta le sue esigenze e i suoi valori. Facilitando discussioni aperte e incoraggiando la collaborazione, si crea un ambiente in cui il paziente e la sua famiglia si sentono sostenuti e ascoltati, contribuendo a un'esperienza di fine vita più rispettosa e significativa.

**Uso delle direttive anticipate e del testamento biologico**
Le direttive anticipate e il testamento biologico sono strumenti importanti nelle cure palliative per aiutare i pazienti a esprimere i loro desideri sulle cure future e sulla fine della vita. In qualità di infermiera, può svolgere un ruolo fondamentale nell'informare i pazienti e le loro famiglie su questi documenti e nell'aiutarli a redigerli, assicurando che le loro scelte siano rispettate anche se in seguito non saranno in grado di esprimere i loro desideri.

Direttive anticipate:

- **Definizione:** spiegare ai pazienti e alle famiglie cosa sono le direttive anticipate, che sono documenti legali che consentono ai pazienti di indicare in anticipo le cure che desiderano ricevere o rifiutare in caso di incapacità di comunicare.
- **Contenuto:** aiutare i pazienti a capire le diverse opzioni di assistenza, come la rianimazione, l'alimentazione artificiale, ecc. e a scegliere quelle che corrispondono ai loro valori.
- **Registrazione:** spiegare come registrare le direttive anticipate presso le autorità competenti e come condividerle con il team di cura.

Testamento biologico :

- **Definizione:** informare i pazienti e le loro famiglie sul testamento biologico, che è un documento narrativo che consente ai pazienti di condividere i loro valori, le loro convinzioni e le loro preferenze di cura.
- **Contenuto:** aiutare i pazienti a riflettere e a scrivere le loro storie di vita, le loro preferenze di assistenza e ciò che è importante per loro.
- **Uso:** spiegare come il testamento biologico può guidare le decisioni di cura e come può essere condiviso con il team di cura e i parenti.

Facilitare la conversazione :

- **Discussione aperta:** incoraggiare i pazienti a discutere le loro preferenze assistenziali con i loro cari e a includere queste discussioni nelle loro direttive anticipate o testamento biologico.
- **Esplorare i valori:** aiutare i pazienti a riflettere sui valori che guidano le loro scelte assistenziali, in particolare alla fine della vita.

Coordinamento con il team di cura:

- **Condivisione dei documenti:** Assicurarsi che le direttive anticipate e il testamento biologico siano inclusi nella cartella clinica del paziente e condivisi con gli altri membri del team di cura.
- **Revisione regolare:** incoraggiare i pazienti a rivedere e aggiornare le direttive anticipate e i testamenti biologici, man mano che le loro preferenze e il loro stato di salute cambiano.

L'uso di direttive anticipate e di testamenti biologici dà ai pazienti il potere di controllare le loro cure future e di garantire il rispetto delle loro scelte. Spiegando questi documenti, aiutando a svilupparli e coordinando il loro utilizzo con l'équipe di cura, lei assicura che i desideri dei pazienti siano rispettati durante il loro percorso di cure palliative.

# Dilemmi etici e valori del paziente

### Affrontare i dilemmi etici nelle cure palliative

Le cure palliative sono spesso accompagnate da complessi dilemmi etici, date le scelte difficili che possono sorgere alla fine della vita. Come infermiere, è essenziale riconoscere e affrontare questi dilemmi in modo etico e rispettoso, tenendo conto del benessere, delle preferenze e dei diritti del paziente.

Riconoscimento del dilemma :
- **Sensibilità alle situazioni complesse:** Essere attenti alle situazioni in cui le scelte assistenziali possono essere conflittuali o difficili, prestando attenzione ai valori e alle preferenze del paziente.
- **Consultazione con il team di cura:** tenere discussioni regolari con i membri del team di cura per condividere prospettive e consigli sulla gestione dei dilemmi etici.

Processo decisionale etico:
- **Autonomia del paziente:** rispettare il diritto del paziente di prendere decisioni informate e garantire che sia informato di tutte le opzioni disponibili.
- **Beneficenza:** garantire che le scelte assistenziali promuovano il benessere e la qualità di vita del paziente.
- **Non-maleficenza:** evitare di causare danni inutili al paziente e tenere conto delle sue preferenze terapeutiche.

Comunicazione aperta:
- **Discussione multidisciplinare:** discutere i dilemmi etici con l'équipe di cura, compresi medici, assistenti sociali e consulenti, per ottenere una varietà di prospettive.
- **Inclusione del paziente:** impegnarsi in una comunicazione aperta con il paziente e la famiglia per discutere i dilemmi etici e le loro implicazioni.

Rispetto dei valori e delle convinzioni:
- **Considerazione dei valori: prendere in considerazione** i valori religiosi, culturali e personali del paziente quando si prendono decisioni etiche.
- **Consultazione esterna:** se il dilemma etico è complesso, consideri la possibilità di consultare etici medici o comitati etici per ottenere consigli e raccomandazioni.

Documentare le decisioni:
- **Completare la documentazione:** documentare le discussioni e le decisioni prese in merito ai dilemmi etici, assicurandosi che tutto sia chiaramente registrato nella cartella clinica del paziente.
- **Motivazione :** Includa il ragionamento alla base delle decisioni prese, dimostrando che le considerazioni etiche sono state prese in considerazione.

Supporto emotivo :
- **Sostegno all'équipe:** offrire un supporto emotivo all'équipe di cura, poiché la gestione dei dilemmi etici può essere emotivamente impegnativa.
- **Supporto al paziente:** offrire un sostegno emotivo ai pazienti e alle loro famiglie durante il processo decisionale, aiutandoli a comprendere le opzioni e le implicazioni.

La gestione dei dilemmi etici nelle cure palliative richiede un approccio riflessivo e collaborativo. Affrontando queste situazioni con sensibilità, tenendo conto dei principi etici e coinvolgendo il paziente e l'équipe di cura, lei contribuisce a creare un ambiente in cui le decisioni vengono prese nel migliore interesse del paziente e nel rispetto dei suoi valori e desideri.

### Rispettare le credenze religiose e culturali del paziente.
Il rispetto delle credenze religiose e culturali del paziente è di fondamentale importanza nelle cure palliative, in quanto assicura che l'assistenza sia adattata ai valori e alle preferenze individuali. In qualità di infermiere, lei svolge un ruolo chiave nel garantire che l'assistenza rispetti le credenze e le pratiche religiose dei pazienti, nonché le loro abitudini culturali.

Formazione continua :
- **Familiarizzazione con le culture:** imparare le basi delle credenze e delle pratiche religiose e culturali più comuni, per comprendere meglio le esigenze dei pazienti.
- **Consultazione di esperti:** se necessario, consulti le risorse religiose e culturali o i consulenti per comprendere meglio le esigenze specifiche.

Comunicazione aperta:
- **Discussione precoce:** fin dall'inizio, avviare una discussione aperta sulle convinzioni religiose e culturali del paziente, per capire come queste possano influenzare le sue preferenze di cura.
- **Domande aperte:** Porre domande aperte per consentire ai pazienti di esprimere le loro preoccupazioni e preferenze relative alle loro convinzioni.

Assistenza personalizzata :
- **Piano di assistenza individuale:** sviluppare un piano di assistenza che sia adattato alle credenze religiose e

culturali del paziente, assicurando che sia rispettoso e significativo.

- **Usanze funebri: si informi** sulle usanze funebri specifiche e si assicuri di rispettarle in caso di morte del paziente.

Cibo e riti religiosi :
- **Diete:** rispettare le diete specifiche dettate dal credo religioso del paziente, assicurandosi che i pasti siano in linea con le sue pratiche.
- **Rituali religiosi:** fornire spazio e supporto al paziente per praticare rituali religiosi, come la preghiera o la meditazione.

Osservanza dei Giorni Santi :
- **Adattare l'assistenza:** se il paziente osserva determinati giorni sacri, adattare l'assistenza di conseguenza per tenere conto di questi requisiti.
- **Pre-consultazione:** parlare con il paziente e la sua famiglia per capire gli adattamenti necessari durante le festività religiose.

Riservatezza e rispetto :
- **Proteggere la riservatezza:** garantire che le informazioni religiose e culturali dei pazienti siano trattate con il massimo rispetto e riservatezza.
- **Approccio rispettoso:** mostrare rispetto per gli oggetti e i simboli religiosi del paziente, evitando qualsiasi atteggiamento o commento insensibile.

Il rispetto delle credenze religiose e culturali del paziente è fondamentale per fornire cure palliative di qualità. Stabilendo una comunicazione aperta, adattando l'assistenza alle esigenze specifiche e mostrando rispetto per le pratiche religiose e culturali, si crea un ambiente in cui il paziente si sente compreso e sostenuto, il che contribuisce a un'esperienza di fine vita rispettosa e incentrata sul paziente.


### Conflitti etici: lavorare con l'équipe medica e la famiglia

La gestione dei conflitti etici nelle cure palliative può essere particolarmente delicata a causa della complessità delle situazioni e delle emozioni coinvolte. Come infermiere, il suo ruolo è quello di facilitare la collaborazione tra l'équipe medica, la famiglia del paziente e le altre parti interessate, al fine di trovare soluzioni che rispettino i valori e le esigenze di tutti.

Riconoscimento precoce :

- **Consapevolezza:** essere attenti ai primi segnali di conflitto etico, come il disaccordo sulle opzioni terapeutiche o sulle preferenze di fine vita del paziente.
- **Apertura alla comunicazione:** creare un ambiente in cui i membri dell'équipe medica e i familiari del paziente si sentano a proprio agio nell'esprimere le loro preoccupazioni.

Comunicazione trasparente:

- **Condivisione delle informazioni:** Assicurarsi che tutte le parti interessate siano informate in modo completo e accurato sulla situazione medica e sulle opzioni di trattamento.
- **Ascolto attivo:** ascoltare attentamente le preoccupazioni dell'équipe medica e della famiglia, mostrando empatia e comprensione.

Riunione multidisciplinare :

- **Inclusione dell'équipe medica:** organizzare incontri con medici, infermieri, assistenti sociali e altri operatori sanitari per discutere apertamente le opzioni terapeutiche e i dilemmi etici.
- **Scambio di prospettive:** incoraggiare ogni membro del team a condividere la propria prospettiva, tenendo conto dei diversi punti di vista.

Facilitare la mediazione :

- **Ruolo    del mediatore:** se il conflitto persiste, consideri la possibilità di coinvolgere un mediatore neutrale per facilitare la comunicazione e la risoluzione.
- **Favorire il rispetto reciproco:** aiutare le parti interessate a concentrarsi sugli interessi del paziente e a trovare soluzioni che rispettino i desideri e i valori del paziente.

Etica e pratica clinica:

- **Allineamento con i principi etici:** garantire che le decisioni prese siano allineate con i principi etici di beneficenza, non maleficenza, autonomia e giustizia.
- **Consultazione di esperti:** se necessario, chieda il parere di etici medici o comitati etici per ulteriori indicazioni.

Supporto emotivo :

- **Supporto alla famiglia:** offrire un supporto emotivo alla famiglia del paziente, aiutandola a comprendere le opzioni di trattamento e le considerazioni etiche.

- **Gestione dello stress:** dovrebbe anche offrire un supporto emotivo all'équipe medica, poiché la gestione dei conflitti etici può essere stressante.

La gestione dei conflitti etici richiede un approccio collaborativo e una comunicazione aperta. Promuovendo la trasparenza, facilitando le discussioni multidisciplinari e cercando soluzioni che rispettino i valori e le esigenze di tutte le parti interessate, lei contribuisce a creare un ambiente in cui i dilemmi etici vengono affrontati in modo costruttivo e incentrato sul paziente.

# Capitolo 7

# Supporto per le famiglie e gli amici

# Il ruolo cruciale delle famiglie nelle cure palliative

## Riconoscere il ruolo centrale dei parenti nel processo di assistenza.

I parenti svolgono un ruolo essenziale nel processo di cure palliative, in quanto sono spesso i principali assistenti e sostenitori emotivi dei pazienti alla fine della vita. Come infermiere, è fondamentale riconoscere e rispettare il ruolo centrale dei parenti e lavorare a stretto contatto con loro per garantire il benessere generale del paziente.

Valutazione del ruolo delle relazioni strette :

- **Consapevolezza:** essere consapevoli dell'importanza dei parenti come membri chiave del team di assistenza e supporto per i pazienti alla fine della vita.
- **Riconoscimento:** esprima la sua gratitudine alle persone a lei vicine per il loro impegno e la loro dedizione al benessere del paziente.

Ascolto e comunicazione :

- **Ascolto attivo:** si prenda il tempo di ascoltare attentamente le preoccupazioni, le domande e le esigenze delle persone vicine al paziente.
- **Comunicazione aperta:** fornire informazioni trasparenti sulle condizioni del paziente, sulle opzioni di cura e sulle decisioni, incoraggiando i familiari a fare domande.

Collaborazione e condivisione di informazioni :

- **Processo decisionale condiviso:** coinvolgere i familiari nel prendere decisioni sull'assistenza del paziente, tenendo conto delle loro preferenze e di quelle del paziente.
- **Coordinamento:** lavorare a stretto contatto con i familiari per coordinare l'assistenza e le esigenze del paziente, mantenendo una comunicazione regolare.

Supporto emotivo :

- **Sostegno ai propri cari:** offrire un supporto emotivo alle persone vicine al paziente, che potrebbero provare stress, ansia e tristezza durante questo periodo difficile.
- **Ascolto empatico:** sia empatico nei confronti delle emozioni dei propri cari e offra loro uno spazio sicuro per esprimere i propri sentimenti.

Formazione e istruzione :

- **Informazioni sull'assistenza:** informare i propri cari sulle cure palliative, sulla gestione del dolore, sui sintomi e sulle opzioni di assistenza disponibili.
- **Elementi pratici:** spiegare i compiti pratici, come la somministrazione di farmaci, in modo che i familiari si sentano competenti e sicuri.

Inclusione nell'assistenza:

- **Assistenza nelle cure quotidiane:** Incoraggi i parenti a partecipare alle cure quotidiane del paziente, come l'igiene personale e l'alimentazione.
- **Conforto e presenza:** consenta ai familiari di rimanere con
- il paziente per offrire conforto e compagnia.

Riconoscere il ruolo centrale dei familiari nel processo di cure palliative rafforza l'approccio olistico all'assistenza e garantisce un'esperienza più duratura per il paziente. Lavorando in collaborazione con i propri cari, si crea un ambiente in cui la famiglia e gli amici del paziente si sentono inclusi e rispettati, contribuendo a un'esperienza di fine vita più dignitosa e significativa.

## L'impatto emotivo delle cure palliative sulle famiglie

Le cure palliative hanno un profondo impatto emotivo sulle famiglie dei pazienti alla fine della vita, che devono affrontare sfide emotive, psicologiche e pratiche durante tutto il processo. In qualità di infermiere, è importante riconoscere e rispondere a questo impatto emotivo, offrendo un sostegno premuroso e aiutando le famiglie ad affrontare le sfide che si presentano.

Shock e negazione :

- **Comprendere il processo:** riconoscere che le famiglie possono avere uno shock iniziale e difficoltà ad accettare la realtà della malattia terminale.
- **Sostegno emotivo:** offrire uno spazio alle famiglie per esprimere le loro emozioni e fornire un sostegno empatico durante questa fase difficile.

Senso di colpa e rabbia:

- **Sentimenti di colpa:** comprendere che le famiglie possono sentirsi in colpa per non essere state in grado di prevenire la malattia o per non essere state in grado di fornire tutte le cure necessarie.

- **Gestione della rabbia:** offrire consigli su come gestire la rabbia e la frustrazione, incoraggiando modi sani di liberare queste emozioni.

Ansia e preoccupazione :

- **Incertezza:** riconoscere che le famiglie possono sentirsi in ansia per l'incertezza del futuro e per i rapidi cambiamenti nello stato di salute del paziente.
- **Informazione e formazione:** fornire informazioni chiare sulla malattia, sulle opzioni di cura e sulle aspettative, per ridurre l'ansia.

Lutto precoce:

- **Processo di lutto:** comprendere che le famiglie possono iniziare un processo di lutto precoce mentre il paziente è ancora in vita, che può essere emotivamente complesso.
- **Sostegno al lutto:** offrire supporto per affrontare queste emozioni e spiegare che il lutto anticipato è una reazione normale.

Impatto sulle dinamiche familiari :

- **Adattamenti:** Riconoscere che i ruoli e le dinamiche familiari possono cambiare nel momento in cui la famiglia assiste il paziente alla fine della vita.
- **Comunicazione:** incoraggiare la comunicazione aperta tra i membri della famiglia per risolvere i conflitti e preservare i legami.

Cura di sé per le famiglie :

- **Incoraggiare la cura di sé:** ricordare alle famiglie l'importanza di prendersi cura di sé in questo periodo di stress, offrendo consigli su come gestire il proprio benessere.
- **Risorse di supporto:** indirizzare le famiglie a gruppi di supporto, consulenti o risorse per aiutarle a gestire il proprio impatto emotivo.

Riconoscere l'impatto emotivo delle cure palliative sulle famiglie è fondamentale per fornire un supporto olistico. Offrendo sostegno emotivo, informazioni chiare e risorse per la gestione dello stress, aiuterà le famiglie a superare le sfide emotive della fine della vita del loro caro, contribuendo a un'esperienza più confortante e significativa per tutti i membri della famiglia.

### Lavorare con le famiglie per fornire un'assistenza ottimale

La collaborazione con le famiglie è essenziale per fornire un'assistenza ottimale nelle cure palliative, in quanto apportano conoscenze preziose sul paziente, sulle sue preferenze e sulla sua storia. In qualità di infermiera, lavorare in collaborazione con le famiglie aiuta a creare un piano di assistenza più completo e incentrato sul paziente.

Stabilire un rapporto di fiducia:

- **Accoglienza calorosa:** creare un ambiente accogliente e rassicurante per le famiglie, in modo che si sentano a proprio agio nel condividere le loro preoccupazioni.
- **Ascolto attivo:** praticare un ascolto attento e rispettoso per dimostrare alle famiglie che la loro voce è ascoltata.

Condivisione delle informazioni :

- **Trasparenza:** condividere le informazioni rilevanti sullo stato di salute del paziente, sulle opzioni di trattamento e sugli obiettivi di cura.
- **Formazione continua:** fornire informazioni educative sulle cure palliative, sulla gestione dei sintomi e sulle risorse disponibili.

Pianificazione collaborativa :

- **Inclusione delle preferenze del paziente:** coinvolgere le famiglie nella stesura del piano di assistenza, tenendo conto delle preferenze e dei valori del paziente.
- **Adattamenti continui:** collaborare con le famiglie per adattare il piano di assistenza al variare delle condizioni del paziente.

Coordinamento delle cure :

- **Gestione delle transizioni:** collaborare con le famiglie per facilitare le transizioni tra diversi livelli di assistenza e strutture mediche.
- **Partecipazione attiva:** incoraggiare le famiglie a essere partner attivi nel coordinamento delle cure, assicurando che le informazioni siano condivise tra tutti i fornitori di cure.

Supporto emotivo e pratico:

- **Sostegno al lutto:** offrire un supporto empatico in caso di lutto, prima e dopo la morte del paziente, fornendo risorse per il sostegno al lutto.
- **Guida pratica:** indirizzare le famiglie verso risorse che le aiutino ad affrontare gli aspetti pratici delle cure palliative e del lutto.

Tenendo conto delle esigenze della famiglia:

113

- **Ascoltare le esigenze:** chiedere alle famiglie quali sono le loro esigenze specifiche in termini di supporto emotivo, risorse e informazioni.
- **Adattare l'assistenza:** utilizzare le informazioni fornite dalle famiglie per adattare l'assistenza alle esigenze generali del paziente e della sua famiglia.

La collaborazione con le famiglie arricchisce l'esperienza delle cure palliative, creando una partnership assistenziale incentrata sul paziente. Lavorando insieme per sviluppare piani di assistenza, fornire supporto emotivo e coordinare l'assistenza, contribuisce a creare un ambiente in cui le famiglie si sentono sostenute e i pazienti beneficiano di un'esperienza di fine vita più olistica e confortevole.

# Accompagnamento e supporto emotivo per le persone care

### Fornire sostegno emotivo nei momenti di stress

Le famiglie dei pazienti in cure palliative spesso attraversano periodi di intenso stress emotivo. Come infermiere, ha un ruolo importante da svolgere nel fornire un supporto emotivo compassionevole e nell'aiutare le famiglie a superare questi momenti difficili.

Presenza empatica :
- **Essere presente:** offra la sua presenza attenta e compassionevole alle famiglie, dimostrando che è lì per sostenerle.
- **Ascolto attivo:** ascoltare attivamente le loro preoccupazioni, emozioni e timori, senza giudicare.

Validazione delle emozioni :
- **Convalida:** convalida le emozioni delle famiglie mostrando loro che le loro reazioni sono normali in situazioni stressanti come queste.
- **Empatia:** mostri empatia esprimendo la sua comprensione e simpatia per quello che stanno passando.

Comfort e assistenza pratica :
- **Sostegno emotivo:** offrire parole di conforto e di sostegno per aiutare le famiglie a superare il momento di difficoltà.

- **Supporto pratico:** offrire aiuto per i compiti pratici e organizzativi che possono aumentare lo stress, come il coordinamento dell'assistenza o la ricerca di risorse.

Riferimento alle risorse:

- **Gruppi di sostegno:** indirizzare le famiglie a gruppi di sostegno o a terapeuti specializzati in cure palliative.
- **Consulenti e terapeuti:** Incoraggi le famiglie a cercare l'aiuto di un consulente o di un terapeuta per un supporto emotivo professionale.

Gestire l'ansia :

- **Tecniche di gestione dello stress:** insegnare tecniche di respirazione, rilassamento e meditazione per aiutare le famiglie a gestire l'ansia.
- **Pratiche di mindfulness** : mostrare come la mindfulness può aiutare a ridurre lo stress concentrandosi sul momento presente.

Incoraggiare la cura della persona:

- **Cura di sé:** ricordare alle famiglie l'importanza di prendersi cura di sé, impegnandosi in attività che le nutrano emotivamente.
- **Pause e riposo:** incoraggiare le famiglie a fare pause regolari per evitare l'esaurimento emotivo.

Fornire un supporto emotivo nei momenti di stress è una parte fondamentale delle cure palliative. Offrendo un sostegno empatico, consigli pratici e risorse per la gestione dello stress, aiuterà le famiglie a gestire meglio le emozioni intense e a mantenere l'equilibrio emotivo in questo periodo difficile.


## Offrire risorse per aiutare le persone care a superare il problema

I familiari dei pazienti in cure palliative hanno spesso bisogno di risorse per aiutarli ad affrontare le sfide emotive e pratiche di questo periodo. In qualità di Infermiera, può svolgere un ruolo importante nel fornire informazioni e riferimenti a risorse appropriate.

Materiale informativo :

- **Opuscoli e volantini:** Fornisce opuscoli e brochure che spiegano le cure palliative, i sintomi comuni e le risorse di supporto disponibili.

- **Guide pratiche:** offrire guide pratiche su come assistere un paziente alla fine della vita, comprese informazioni sull'assistenza di base e sulla gestione dei sintomi.

Gruppi di sostegno :

- **Indirizzamento a gruppi:** informare i familiari sui gruppi di sostegno locali, dove possono incontrare altre persone con esperienze simili.
- **Gruppi online:** presenta forum e gruppi di discussione online in cui le persone care possono entrare in contatto con altre persone in situazioni simili.

Consulenti e terapeuti:

- **Riferimenti professionali:** fornire riferimenti a consulenti e terapisti specializzati in cure palliative per un supporto emotivo professionale.
- **Consigli sulla selezione:** fornire consigli su come scegliere un professionista della salute mentale adeguato.

Risorse per l'autocura :

- **Tecniche di gestione dello stress:** insegnare tecniche di rilassamento, respirazione e meditazione per aiutare i propri cari a gestire lo stress.
- **Attività di benessere:** Offra attività di benessere, come lo yoga o le passeggiate, per aiutare i suoi cari a mantenere la propria salute mentale.

Istituzioni e Associazioni :

- **Referenze:** indirizzare i familiari a organizzazioni e associazioni specializzate in cure palliative, offrendo informazioni e supporto.
- **Linee telefoniche:** fornisca i numeri di telefono delle linee telefoniche di assistenza per la salute mentale, dove i suoi cari possono ricevere assistenza se ne hanno bisogno con urgenza.

Risorse per il lutto :

- **Letteratura sul lutto:** offrire libri e risorse online sul processo di lutto per aiutare i propri cari ad anticipare e gestire il lutto.
- **Gruppi di sostegno al lutto:** informare i familiari sui gruppi di sostegno al lutto locali, dove possono trovare supporto dopo la morte del paziente.

Fornire risorse per aiutare i familiari ad affrontare la situazione è un aspetto essenziale delle cure palliative. Offrendo informazioni, indicazioni e consigli sulla gestione dello stress emotivo, contribuisce a costruire la resilienza dei suoi cari e li aiuta a superare questo momento difficile con gli strumenti e le conoscenze a loro disposizione.

## Ascoltare e convalidare le emozioni delle famiglie in lutto

Il processo di lutto è un momento emotivo complesso per le famiglie che hanno perso una persona cara in cure palliative. In qualità di infermiere, è fondamentale fornire uno spazio per ascoltare e convalidare le emozioni che le famiglie possono provare in questo momento difficile.

Ascolto attivo :
- **Presenza attenta:** offra la sua presenza e la sua totale attenzione alle famiglie in lutto, essendo disponibile ad ascoltare ogni volta che ne hanno bisogno.
- **Non giudicante:** creare un ambiente sicuro in cui le famiglie si sentano a proprio agio nell'esprimersi senza temere di essere giudicate.

Validazione delle emozioni :
- **Empatia:** dimostri empatia riconoscendo le emozioni delle famiglie ed esprimendo che i loro sentimenti sono legittimi.
- **Convalida:** utilizzare frasi come "capisco che ti senti così" per convalidare le emozioni che condividono.

Incoraggiare l'espressione di sé:
- **Aprire la conversazione:** incoraggiare le famiglie a esprimere liberamente le loro emozioni, i loro ricordi e le loro preoccupazioni.
- **Condividere esperienze:** se opportuno, condividere storie personali per creare un senso di connessione e comprensione reciproca.

Eviti i cliché:
- **Evitare i luoghi comuni:** eviti di usare frasi preconfezionate come "è meglio così" o "il tempo guarirà tutto", perché possono minimizzare le emozioni delle famiglie.
- **Ascolto profondo:** concentrarsi sull'ascolto piuttosto che dare risposte rapide, permettendo alle famiglie di sentirsi veramente ascoltate.

Rispettare la progressione del lutto :
- **Ascoltare nel tempo:** essere pronti ad ascoltare le famiglie in lutto in momenti diversi del loro percorso, poiché le loro emozioni possono cambiare nel tempo.

117

- **Adattare il suo approccio:** adattare il suo approccio alle emozioni specifiche che le famiglie condividono nelle diverse fasi del lutto.

Riferimenti al supporto professionale :

- **Consulenti per il lutto:** se necessario, consigliare consulenti specializzati per il lutto per un supporto emotivo professionale.
- **Gruppi di sostegno per il lutto:** indirizzare le famiglie a gruppi di sostegno per il lutto, dove possono condividere le loro emozioni con altri che affrontano una perdita simile.

Ascoltare e convalidare le emozioni delle famiglie in lutto è un aspetto essenziale delle cure palliative. Offrendo uno spazio sicuro per l'espressione emotiva e mostrando empatia, aiuterà le famiglie ad affrontare il lutto e a trovare conforto in questo momento difficile.

# Gestione dei conflitti familiari e delle dinamiche interpersonali

### Identificare e gestire i potenziali conflitti all'interno della famiglia.

Le famiglie in cure palliative possono sperimentare tensioni e conflitti emotivi a causa della pressione della situazione e delle intense emozioni legate alla fine della vita di una persona cara. In qualità di infermiera, è importante riconoscere e gestire questi conflitti per mantenere un ambiente di sostegno e collaborazione.

Segni di conflitto :

- **Difficoltà di comunicazione:** identificare le difficoltà di comunicazione, i frequenti litigi o la mancanza di cooperazione tra i membri della famiglia.
- **Tensioni visibili: faccia** attenzione ai segni di tensione emotiva o di evidenti disaccordi nelle sue interazioni con la famiglia.

Ascolto e convalida :

- **Ascolto attivo:** offrire ai familiari uno spazio per esprimere le loro preoccupazioni e i loro punti di vista.

- **Convalidare le emozioni:** Convalidi le emozioni e le prospettive di tutti, dimostrando di comprendere il loro punto di vista.

Mediazione :

- **Ruolo del mediatore:** se necessario e con l'accordo delle parti, agisce come mediatore per facilitare la comunicazione tra i membri della famiglia.
- **Equilibrio:** assicurarsi che ogni membro della famiglia abbia l'opportunità di esprimere le proprie opinioni e di essere ascoltato.

Gestione delle aspettative :

- **Chiarire le aspettative:** Aiutare a chiarire le aspettative di ciascun membro della famiglia in merito all'assistenza, alle decisioni mediche e ai rispettivi ruoli.
- **Comunicazione aperta:** incoraggiare una comunicazione aperta e onesta per evitare malintesi.

Promemoria dell'obiettivo comune:

- **Centrato sul paziente:** ricordare alla famiglia che l'obiettivo comune è il benessere del paziente alla fine della vita, e che il conflitto può essere controproducente.
- **Priorità alla qualità della vita:** sottolineare l'importanza di preservare la qualità della vita e la dignità del paziente in questo momento.

Riferimenti al supporto esterno :

- **Consulenti familiari:** indirizzare la famiglia a consulenti familiari o terapeuti che possano aiutarla a gestire i conflitti.
- **Intervento professionale:** se i conflitti persistono, consiglia l'intervento di un professionista della salute mentale per aiutarla a risolverli.

Riservatezza :

- **Rispettare la riservatezza:** assicurare ai familiari che le loro discussioni e preoccupazioni saranno trattate in modo confidenziale.
- **Limiti professionali:** spieghi i suoi limiti come infermiera e offra aiuto per indirizzarli verso le risorse appropriate.

La gestione dei conflitti all'interno della famiglia in cure palliative può essere complessa, ma è essenziale per mantenere un ambiente di sostegno e comprensione reciproca. Riconoscendo i segnali di conflitto, incoraggiando una comunicazione aperta e offrendo risorse per la mediazione, lei contribuisce a mantenere l'armonia all'interno della famiglia e a garantire che il paziente riceva la migliore assistenza possibile durante questo periodo delicato.


## Facilitare la comunicazione e la risoluzione dei conflitti

In qualità di infermiera, facilitare la comunicazione e la risoluzione dei conflitti all'interno della famiglia è un aspetto cruciale del suo ruolo. Una gestione efficace dei conflitti aiuta a creare un ambiente di sostegno per il paziente alla fine della vita e per i suoi cari.

Creare uno spazio di comunicazione aperto:
- **Incontri con la famiglia:** organizzare incontri regolari con la famiglia per discutere dell'assistenza, delle decisioni mediche e delle preoccupazioni emotive.
- **Ascolto attivo:** praticare un ascolto attento durante le discussioni di gruppo, incoraggiando ogni membro della famiglia ad esprimersi.

Usare le tecniche di comunicazione:
- **Parafrasi:** ripetere le preoccupazioni dell'altro per assicurarsi di aver capito bene.
- **Empatia:** dimostri empatia esprimendo che comprende le emozioni e le prospettive di tutti.

Incoraggiare la collaborazione :
- **Concentrarsi sul paziente:** ricordarsi regolarmente che il paziente alla fine della vita è la priorità, il che può aiutare a mettere da parte i disaccordi.
- **Trovare soluzioni condivise:** incoraggiare la famiglia a lavorare insieme per trovare soluzioni che vadano bene per tutti.

Stabilire le regole di comunicazione :
- **Rispetto reciproco:** stabilisca regole di comunicazione che incoraggino il rispetto reciproco, anche in caso di disaccordo.
- **Evitare il biasimo:** incoraggiare la famiglia a non incolpare gli altri membri e a concentrarsi sulle soluzioni.

Intervento sui conflitti :
- **Mediazione:** se il conflitto persiste, si offra come mediatore per facilitare la conversazione tra i membri della famiglia.
- **Mantenere la neutralità:** durante la mediazione, mantenere una posizione neutrale e assicurarsi che ogni parte si senta ascoltata.

Sviluppare le capacità di comunicazione:
- **Formazione:** offrire sessioni di formazione sulla comunicazione ai membri della famiglia, concentrandosi sull'ascolto attivo e sulla risoluzione dei conflitti.
- **Ripetere i messaggi chiave:** ripetere i messaggi chiave per garantire che le informazioni siano pienamente comprese e integrate.

Tenere informato il paziente:
- **Trasparenza:** informare i pazienti sulle discussioni familiari che li riguardano, rispettando le loro preferenze di riservatezza.
- **Inclusione del paziente:** se il paziente lo desidera, lo coinvolga nelle discussioni con la famiglia, in modo che possa esprimere le sue preoccupazioni.

Facilitare la comunicazione e la risoluzione dei conflitti all'interno della famiglia richiede abilità comunicative sensibili e un approccio paziente. Incoraggiando l'apertura, la collaborazione e il rispetto reciproco, lei contribuisce a creare un ambiente favorevole a prendere decisioni informate e a mantenere relazioni armoniose durante questo periodo emotivamente carico.


**Sostegno continuo per preservare le relazioni familiari**
Preservare le relazioni familiari durante le cure palliative è essenziale per garantire il benessere del paziente alla fine della vita e il sostegno emotivo dei suoi cari. Come infermiere, può svolgere un ruolo cruciale nel fornire un supporto continuo per mantenere relazioni familiari forti e armoniose.

Sensibilizzazione sull'importanza delle relazioni familiari:
- **Discussione:** Parlare alla famiglia dell'importanza della solidarietà e della cooperazione in questi tempi difficili.
- **Rafforzare i legami:** Ricorda alle famiglie che i legami forti possono portare conforto al paziente e ai suoi cari.

Educazione al lutto e alle emozioni :
- **Comunicazione aperta:** incoraggiare le famiglie a esprimere le loro emozioni e a discutere onestamente delle loro preoccupazioni.
- **Normalizzare il lutto:** spiegare che persone diverse possono reagire in modo diverso al lutto e che questo può influire sulle relazioni.

Incoraggiare la comunicazione continua:

- **Incontri regolari:** organizzare incontri regolari con la famiglia per discutere dell'assistenza, delle decisioni e delle preoccupazioni.
- **Ascolto attivo:** promuovere un ascolto attento e incoraggiare ogni membro della famiglia a condividere le proprie opinioni e preoccupazioni.

Prevenire le incomprensioni :

- **Chiarire le informazioni:** Assicurarsi che le informazioni sulle cure e le decisioni mediche siano chiaramente comprese da tutti i membri della famiglia.
- **Ripetere le informazioni chiave:** ripeta le informazioni importanti per assicurarsi che tutti le comprendano.

Rafforzare i ruoli positivi:

- **Evidenziare i punti di forza:** identificare e incoraggiare i punti di forza e le competenze di ciascun membro della famiglia per aumentare la loro fiducia.
- **Assegnare i ruoli:** coinvolgere i familiari nell'assistenza e nei compiti in base alle loro competenze e preferenze.

Riferimenti a risorse esterne:

- **Consulenti familiari:** indirizzare le famiglie a consulenti familiari o terapeuti specializzati nella gestione delle relazioni.
- **Gruppi di sostegno:** informare le famiglie sui gruppi di sostegno per i familiari dei pazienti in cure palliative.

Creazione di un ambiente di supporto :

- **Ascolto e sostegno:** dimostri di essere disponibile ad ascoltare le preoccupazioni delle famiglie e ad offrire consigli quando necessario.
- **Neutralità:** sia neutrale ed equo nelle sue interazioni con tutti i membri della famiglia, per evitare di favorire alcuni membri.

Preservare le relazioni familiari durante le cure palliative richiede un sostegno continuo e una comunicazione aperta. Incoraggiando l'ascolto, la comprensione reciproca e l'armonia, lei contribuisce a creare un ambiente in cui le famiglie si sentono sostenute, il che è essenziale per il benessere del paziente alla fine della vita e per aiutare i propri cari a superare questo periodo difficile.

# Capitolo 8

# Comfort
# e cure
# di fine vita

# Preparazione alla fine della vita e cure di conforto

### Esplorare le aspettative e le preferenze dei pazienti alla fine della vita.

Esplorare le aspettative e le preferenze del paziente alla fine della vita è un aspetto essenziale delle cure palliative. In qualità di infermiere, il suo ruolo è quello di creare uno spazio sicuro e rispettoso in cui il paziente possa esprimere i suoi desideri, le sue esigenze e le sue preoccupazioni per l'assistenza di fine vita. Questo è fondamentale per fornire un'assistenza personalizzata che rispetti la dignità e la qualità di vita del paziente.

Creare un ambiente favorevole :

- **Riservatezza:** assicurarsi che l'ambiente sia privato e che il paziente si senta sicuro di condividere i suoi pensieri e le sue preferenze.
- **Empatia:** mostrare empatia e sensibilità nei confronti del paziente, dimostrando che lei è lì per ascoltarlo e sostenerlo.

Incoraggiare l'espressione delle aspettative:

- **Domande aperte:** Ponga domande aperte per incoraggiare i pazienti a condividere le loro aspettative, i loro desideri e le loro preoccupazioni.
- **Prendersi del tempo:** dare ai pazienti il tempo necessario per pensare ed esprimersi, senza sentirsi affrettati.

Esplorare la cura e il comfort:

- **Trattamenti medici:** discutere le opzioni di trattamento disponibili e gli obiettivi di cura in base alla situazione del paziente.
- **Comfort Care:** spiegare le opzioni di cure palliative e di fine vita per aiutare i pazienti a comprendere le scelte a loro disposizione.

Discutere le preferenze di ubicazione :

- **Luogo di cura:** chiedere se il paziente ha preferenze sul luogo in cui desidera ricevere le cure palliative, se a casa, in un hospice o in ospedale.
- **Ambiente familiare:** scoprire se il paziente desidera essere circondato dalla famiglia e dagli amici durante questo periodo.

Esplorare i valori e le convinzioni:
- **Credenze spirituali:** se il paziente ha delle credenze spirituali, discutere di come queste possano influenzare i suoi desideri in merito alle cure di fine vita.
- **Valori personali:** esplorare i valori personali del paziente e il modo in cui possono guidare le decisioni di cura.

Registrazione delle decisioni :
- **Documentare le preferenze:** si assicuri di registrare le preferenze e i desideri del paziente nella sua cartella clinica, per informare le decisioni future.
- **Documenti legali:** se il paziente lo desidera, discutiamo la stesura di documenti legali come le direttive anticipate e il testamento biologico.

Esplorare le aspettative e le preferenze del paziente alla fine della vita richiede un approccio sensibile e rispettoso. Instaurando una comunicazione aperta, ponendo domande pertinenti e ascoltando con attenzione, può aiutare il paziente a esprimere i suoi desideri e a prendere decisioni informate sulle cure di fine vita. Questo aiuta a onorare la dignità del paziente e a fornire un'assistenza che rispetti i suoi valori e le sue scelte.

**Creare un ambiente confortevole e rilassante**

Creare un ambiente confortevole e rassicurante è un aspetto essenziale delle cure palliative per i pazienti alla fine della vita. Come infermiera, può contribuire a creare uno spazio che promuova il benessere emotivo, fisico e spirituale del paziente, nonché il suo comfort in questo momento critico.

Pianificazione territoriale :
- **Luminosità: si assicuri** che l'illuminazione della stanza sia morbida e rilassante, evitando luci brillanti che potrebbero causare disagio.
- **Disposizione:** disporre i mobili in modo da creare uno spazio aperto e facilmente accessibile per il paziente e i visitatori.

Mobili confortevoli :
- **Letto comodo: si assicuri** che il letto del paziente sia dotato di un materasso e di cuscini comodi per favorire un sonno riposante.

- **Sedie e aree di riposo:** fornisca sedie e aree di riposo per parenti e visitatori, in modo che possano stare vicino al paziente

Creare un'atmosfera rilassante:

- **Musica soft:** metta della musica soft e rilassante per creare un'atmosfera serena nella stanza.
- **Aromaterapia:** utilizzi oli essenziali come la lavanda o la camomilla, per ottenere una sensazione di calma.

Personalizzare lo spazio:

- **Oggetti familiari:** se possibile, metta nella stanza del paziente oggetti personali o di famiglia per creare un ambiente familiare.
- **Foto e ricordi:** esporre foto e ricordi significativi per aiutare il paziente a sentirsi circondato dai suoi cari.

Privacy e riservatezza :

- **Tende:** utilizzi tende o divisori per garantire ai pazienti e ai loro familiari un po' di privacy.
- **Rispetto dello spazio:** garantire il rispetto delle discussioni riservate e dei momenti di intimità tra i pazienti e i loro familiari.

Impostazione della temperatura :

- **Comfort termico: si assicuri che la** temperatura della stanza sia adattata alle preferenze del paziente, in modo che non sia né troppo calda né troppo fredda.
- **Coperte e cuscini:** metta a disposizione coperte leggere e cuscini extra per soddisfare le esigenze del paziente.

Evitare gli stimoli scomodi:

- **Riduzione del rumore:** Ridurre al minimo i rumori forti o fastidiosi che potrebbero disturbare la calma dell'ambiente.
- **Controllo della luce:** utilizzare tende oscuranti per controllare la luce diurna e aiutare il paziente a riposare.

Creare un ambiente confortevole e rilassante per i pazienti in cure palliative può avere un impatto significativo sul loro benessere generale. Prendendo in considerazione le preferenze individuali del paziente e offrendo un'atmosfera che favorisca il comfort e la tranquillità, lei contribuisce a fornire uno spazio in cui il paziente può sentirsi circondato da cure amorevoli durante questa fase delicata della vita.

## Pianificazione dell'assistenza comfort e della gestione dei sintomi

Pianificare l'assistenza di conforto e la gestione dei sintomi è una fase cruciale delle cure palliative per i pazienti alla fine della vita. In qualità di infermiere, lei svolge un ruolo essenziale nello sviluppo di un piano di assistenza che mira a mantenere la qualità di vita del paziente, gestendo efficacemente i sintomi associati alla sua condizione.

Valutazione completa dei sintomi:
- **Sintomi fisici:** identificare e valutare i sintomi fisici come dolore, dispnea, nausea e affaticamento.
- **Sintomi psicologici:** esplori i sintomi psicologici come depressione, ansia e confusione.

Collaborazione interdisciplinare :
- **Team di cura:** collaborare con il team medico, i professionisti della salute mentale e gli assistenti sociali per creare un piano di cura completo.
- **Comunicazione:** comunicare regolarmente con gli altri membri del team per garantire un coordinamento efficace delle cure.

Personalizzazione del Piano di assistenza:
- **Preferenze del paziente:** incorporare le preferenze e le priorità del paziente nel piano di assistenza, per garantire che riceva un'assistenza su misura per le sue esigenze.
- **Obiettivi di cura:** identificare gli obiettivi di cura del paziente, che siano alleviare il dolore, mantenere la mobilità o promuovere la pace interiore.

Gestione del dolore e dei sintomi:
- **Farmaci:** Pianificare un'adeguata gestione del dolore utilizzando farmaci e tecniche appropriate.
- **Terapie non medicinali:** incorporare terapie come il rilassamento, la meditazione e la musicoterapia per gestire i sintomi.

Monitoraggio regolare:
- **Valutazione continua:** rivalutare regolarmente i sintomi del paziente e adattare il piano di cura in base ai suoi progressi.
- **Ascolto attivo:** prestare attenzione ai segnali del paziente sui cambiamenti dei sintomi e delle esigenze.

Educazione del paziente e della famiglia:
- **Informazioni sui sintomi:** spiegare al paziente e alla famiglia i possibili sintomi e come gestirli.
- **Gestione domestica:** fornire Istruzioni su come gestire I sintomi a casa e cosa fare se peggiorano.

Documentare e comunicare:
- **Cartelle cliniche:** documentare attentamente il piano di cura, i sintomi e gli interventi nella cartella clinica del paziente.
- **Comunicazione trasparente:** Condividere le informazioni rilevanti con il team di cura per garantire un'assistenza olistica.

La pianificazione dell'assistenza di conforto e della gestione dei sintomi richiede un approccio proattivo e coordinato. Collaborando con l'équipe di cura, adattando il piano alle preferenze del paziente e tenendo d'occhio l'evoluzione della situazione, contribuisce a garantire che il paziente riceva un'assistenza adeguata e di alta qualità, mantenendo una buona qualità di vita in questo periodo delicato.

# Accompagnare i pazienti nei loro ultimi momenti

### Presenza empatica e supporto emotivo
L'empatia e il supporto emotivo sono aspetti essenziali delle cure palliative per i pazienti alla fine della vita. In qualità di infermiere, lei svolge un ruolo chiave nel fornire un ascolto attento, una comprensione empatica e un sostegno emotivo ai pazienti e alle loro famiglie durante questo periodo delicato.

Stabilire una presenza calma e premurosa :
- **Approccio non invasivo:** rispettare lo spazio del paziente, mostrando al contempo di essere disponibile a qualsiasi interazione.
- **Contatto visivo:** stabilire un contatto visivo caloroso per esprimere la sua attenzione e il suo impegno.

Ascolto attivo e comprensione empatica :
- **Ascoltare senza giudicare:** Lasciare che il paziente si esprima liberamente senza interrompere, giudicare o offrire soluzioni immediate.

- **Convalida delle emozioni:** esprima l'empatia convalidando le emozioni del paziente e mostrando di capire come si sente.

Supporto emotivo per le famiglie :
- **Accogliere le emozioni:** offrire uno spazio in cui le famiglie possano esprimere apertamente le loro preoccupazioni ed emozioni.
- **Condividere le informazioni:** fornire informazioni oneste e comprensibili per aiutare le famiglie a comprendere meglio la situazione.

Offre momenti di conforto:
- **Presenza silenziosa:** essere presenti in modo silenzioso quando il paziente o la famiglia hanno bisogno di pensare o riflettere.
- **Sostegno emotivo:** offrire un contatto fisico delicato, come tenersi per mano, se appropriato e desiderato.

Convalida dell'esperienza:
- **Normalizzazione:** spiegare che le emozioni, le preoccupazioni e le esperienze del paziente sono normali in questo contesto.
- **Ascoltare senza giudicare:** evitare di giudicare le reazioni emotive del paziente e assicurarsi che si senta sicuro nel condividerle.

Soddisfare i bisogni spirituali ed emotivi:
- **Domande spirituali:** se il paziente esprime domande spirituali, avviare una discussione aperta e rispettosa.
- **Presenza nei momenti importanti:** Sia presente nei momenti significativi, come le discussioni sulla fine della vita o i preparativi per la cerimonia funebre.

Praticare la compassione in azione:
- **Aiutare nelle piccole cose:** offra il suo aiuto nelle attività quotidiane che possono dare sollievo al paziente e alla famiglia.
- **Anticipare le esigenze:** cercare di anticipare le esigenze emotive e pratiche del paziente e della famiglia prima che le esprimano.

La presenza empatica e il sostegno emotivo che offre ai pazienti e alle loro famiglie sono elementi essenziali per creare un ambiente di fiducia, rispetto e cura. Ascoltando attivamente, mostrando empatia e rispondendo alle esigenze emotive, contribuisce ad alleggerire il carico emotivo di tutti e a sostenerli con sensibilità in questa delicata fase della vita.

## Alleviare l'ansia e il disagio fisico

Alleviare l'ansia e il disagio fisico è una priorità nelle cure palliative per i pazienti alla fine della vita. Come infermiera, lei ha un ruolo cruciale nell'aiutare i pazienti a sentirsi più a loro agio emotivamente e fisicamente durante questo periodo delicato.

Valutazione dell'ansia :

- **Osservazione: fare** attenzione ai segni di ansia, come agitazione, nervosismo e disturbi del sonno.
- **Comunicazione:** fare domande aperte per capire le fonti dell'ansia del paziente.

Approcci per alleviare l'ansia :

- **Ascolto attivo:** offrire un orecchio attento affinché il paziente possa esprimere le sue preoccupazioni e i suoi timori.
- **Tecniche di rilassamento:** insegnare tecniche come la respirazione profonda, la meditazione e la visualizzazione per ridurre l'ansia.

Gestione del disagio fisico :

- **Dolore: si** assicuri che il piano di gestione del dolore sia adattato alle esigenze del paziente e lo modifichi di conseguenza.
- **Nausea e vomito:** Utilizzi farmaci antiemetici e offra tecniche come la digitopressione per alleviare questi sintomi.

Comunicazione rassicurante:

- **Informazioni chiare:** fornire informazioni oneste sulla situazione del paziente e sulle misure adottate per gestire l'ansia e il disagio.
- **Opzioni di gestione:** coinvolgere il paziente nelle decisioni sui metodi di gestione dell'ansia e del disagio.

Uso di terapie complementari :

- **Massoterapia:** se opportuno, offra sessioni di massaggio delicato per alleviare la tensione corporea e favorire il rilassamento.
- **Terapie artistiche:** incoraggiare il paziente a partecipare ad attività creative come la pittura o la musica per ridurre lo stress.

Collaborazione interdisciplinare :

- **Lavoro di squadra:** collaborare con medici, psicologi e altri professionisti della salute per offrire un approccio completo.

- **Lavoro sociale:** se necessario, coinvolga un assistente sociale per offrire un sostegno supplementare in caso di ansie e preoccupazioni finanziarie.

Valutazione in corso:

- **Regolazioni:** Monitorare l'efficacia degli interventi e modificarli, se necessario, per garantire il comfort del paziente.
- **Feedback del paziente:** ascoltare attentamente come il paziente reagisce ai diversi approcci al sollievo.

Alleviando l'ansia e il disagio fisico, contribuisce a migliorare la qualità di vita del paziente alla fine della vita. La sua capacità di ascoltare, di adattare l'assistenza alle esigenze individuali e di collaborare con altri professionisti della sanità gioca un ruolo fondamentale nel fornire un'assistenza compassionevole e personalizzata per ogni paziente.

## Facilitare la comunicazione finale tra i pazienti e i loro parenti.

Facilitare la comunicazione finale tra il paziente e i suoi cari è un compito delicato ma importante nelle cure palliative per i pazienti alla fine della vita. Come infermiera, può svolgere un ruolo fondamentale nel creare uno spazio in cui i pazienti e i loro cari possano avere conversazioni significative, esprimere i loro sentimenti e condividere ricordi preziosi.

Creare uno spazio favorevole alla comunicazione:

- **Privacy: si assicuri** che l'ambiente sia tranquillo e privato, fornendo un luogo dove le conversazioni possano avvenire senza interruzioni.
- **Presenza discreta:** sia presente se le persone care hanno bisogno del suo sostegno, ma si assicuri di non interferire nei loro scambi.

Incoraggiare le conversazioni importanti:

- **Discussione aperta:** incoraggiare le persone care e il paziente a discutere liberamente di questioni importanti come i desideri e le preoccupazioni di fine vita.
- **Chiarire i malintesi:** se sorgono dei malintesi, faccia da intermediario per aiutare a chiarire le cose.

Sostenere la comunicazione emotiva :

- **Convalide emotive:** mostrare comprensione ed empatia per le emozioni espresse dal paziente e dalle persone a lui vicine.
- **Esprimere i sentimenti:** Incoraggi tutti a condividere i propri sentimenti e ricordi senza giudicare.

Introduzione alle domande difficili :

- **Fine della vita:** se il paziente lo desidera, facilitare le discussioni sulla fine della vita, sui desideri di assistenza e sulle decisioni difficili.
- **Pianificazione del funerale:** se opportuno, offra risorse per aiutare a pianificare l'organizzazione del funerale.

Promuovere lo scambio di messaggi importanti:

- **Lettere e messaggi:** incoraggiare i pazienti e i parenti a scrivere lettere o messaggi per esprimere i loro pensieri e sentimenti.
- **Creare ricordi:** renda facile la creazione di ricordi tangibili, come registrazioni audio o video per i propri cari.

Sostenere i pazienti nei loro obiettivi di comunicazione:

- **Guidare la conversazione:** se il paziente lo desidera, funga da mediatore per aiutare a guidare la conversazione verso gli argomenti di cui vuole parlare.
- **Concedere tempo:** sia paziente e conceda tempo al paziente per esprimere i suoi sentimenti.

Rispettare le convinzioni spirituali :

- **Rituali e preghiere:** se il paziente e la famiglia lo desiderano, sostenga la pratica di rituali o preghiere significative.
- **Conforto spirituale:** offrire un supporto spirituale se corrisponde alle convinzioni del paziente e della sua famiglia.

Facilitare la comunicazione finale tra il paziente e i suoi cari richiede una profonda sensibilità e comprensione da parte dell'infermiera. Creando uno spazio aperto e attento per le conversazioni, incoraggiando l'espressione dei sentimenti e sostenendo le esigenze individuali del paziente e della sua famiglia, può contribuire a creare momenti preziosi di connessione e di addio significativo.

# Rituale e spiritualità nelle cure palliative

### Integrare le credenze spirituali e religiose del paziente.
L'integrazione delle convinzioni spirituali e religiose del paziente è una dimensione cruciale delle cure palliative per i pazienti alla fine della vita. In qualità di infermiere, deve rispettare e prendere in considerazione le convinzioni personali del paziente, al fine di fornire un supporto olistico che soddisfi le sue esigenze spirituali ed emotive.

Approccio rispettoso :
* **Ascolto attivo:** ascoltare attentamente il paziente quando condivide le sue convinzioni spirituali e religiose, senza giudicare.
* **Domande sensibili:** se il paziente è aperto a parlarne, faccia domande aperte per capire meglio la sua spiritualità.

Coordinamento con il personale religioso :
* **Leader spirituali:** se il paziente lo desidera, favorisca la visita di un leader religioso o di un consigliere spirituale della sua fede.
* **Risorse religiose:** fornire risorse religiose come testi sacri o preghiere specifiche, se il paziente le richiede.

Incorporazione nell'assistenza :
* **Rituali e preghiere:** se il paziente desidera avere rituali o preghiere specifiche, si assicuri che vengano rispettati il più possibile.
* **Alimentazione: tenga** conto di eventuali restrizioni dietetiche o preferenze religiose quando pianifica i pasti.

Sostegno emotivo e spirituale :
* **Rassicurazione spirituale:** offrire il proprio sostegno ascoltando il paziente e condividendo le riflessioni spirituali, ove opportuno.
* **Supporto alla preghiera:** se il paziente lo desidera, può partecipare a preghiere o meditazioni.

Rispetto delle pratiche e delle cerimonie :
* **Pianificare le cerimonie:** se il paziente esprime il desiderio di una cerimonia specifica, aiutarlo a organizzarla in collaborazione con la famiglia e le risorse religiose.
* **Privacy:** garantire che i pazienti possano praticare la loro fede in privato, se lo desiderano.

Adattarsi alle esigenze che cambiano:

- **Evoluzione delle credenze:** essere consapevoli che le credenze spirituali di un paziente possono evolvere a seconda della situazione medica ed emotiva.
- **Adattamento dell'assistenza:** adattare l'assistenza alle esigenze spirituali dei pazienti durante il loro percorso di fine vita.

Sensibilità culturale :

- **Contesto culturale:** essere consapevoli delle pratiche culturali associate alle credenze spirituali e religiose del paziente.
- **Consigli della famiglia:** se la famiglia condivide informazioni sulle convinzioni del paziente, ne prenda nota e le rispetti.

Integrare le convinzioni spirituali e religiose dei pazienti nelle cure palliative richiede una profonda sensibilità e rispetto. Ascoltando, offrendo un supporto spirituale adeguato e collaborando con le risorse religiose, se necessario, lei contribuisce a creare un ambiente di cura compassionevole che riconosce e rispetta la dimensione spirituale del paziente alla fine della vita.


**Offrire momenti di riflessione e di preghiera**

Offrire momenti di riflessione e preghiera è un modo importante per integrare la dimensione spirituale nelle cure palliative per i pazienti alla fine della vita. In qualità di infermiere, può svolgere un ruolo significativo nel creare spazi e opportunità per i pazienti e i loro cari di connettersi spiritualmente e trovare conforto.

Ascolto e rispetto :

- **Preferenze del paziente:** se il paziente ha espresso preferenze religiose o spirituali, le rispetti offrendo momenti di riflessione o di preghiera che corrispondono alla sua fede.
- **Invito rispettoso:** proporre questi momenti con delicatezza, lasciando il paziente e la famiglia liberi di decidere se desiderano partecipare.

Creare uno spazio di pace:

- **Ambiente tranquillo:** scelga uno spazio tranquillo dove i pazienti e i loro cari possano riflettere in pace.

- **Elementi simbolici:** se il paziente lo desidera, può aggiungere elementi simbolici come candele, icone religiose o oggetti personali significativi.

Facilitare la riflessione :
- **Guida gentile:** se il paziente lo desidera, offra una breve riflessione o pensieri ispiratori legati alla spiritualità o alla fine della vita.
- **Tempo per riflettere:** offra un tempo di silenzio per consentire ai partecipanti di meditare, riflettere o pregare a modo loro.

Inclusione di parenti :
- **Invito alla famiglia e agli amici:** incoraggi la famiglia e gli amici a partecipare a questi momenti di riflessione e di preghiera, se lo desiderano.
- **Condividere ricordi:** può invitare i partecipanti a condividere ricordi, pensieri o preghiere in onore del paziente.

Rispetto per la diversità:
- **Adattamento culturale:** sia consapevole della diversità culturale e religiosa e si assicuri che i momenti di riflessione rispettino queste differenze.
- **Approccio inclusivo:** se è presente una diversità religiosa, si assicuri che tutti i partecipanti si sentano a proprio agio e rispettati.

Assistenza spirituale :
- **Supporto spirituale:** se il paziente desidera la presenza di un leader religioso o di un consigliere spirituale, coordini la loro visita durante questi momenti di riflessione.
- **Rispetto dell'autonomia:** assicurarsi che i pazienti e le loro famiglie si sentano liberi di scegliere se desiderare o meno l'assistenza spirituale durante questi momenti.

Offrire momenti di riflessione e di preghiera può portare un profondo conforto ai pazienti e ai loro cari durante il periodo di fine vita. Creando uno spazio di serenità e rispetto, permette ai partecipanti di esplorare e nutrire la loro dimensione spirituale in modo significativo, il che può contribuire a un senso di pace e di connessione in questo momento delicato.

## Facilitare gli addii e i rituali di fine vita

Facilitare gli addii e i rituali di fine vita è un compito profondamente significativo nelle cure palliative per i pazienti alla fine della vita. Come infermiere, può svolgere un ruolo fondamentale nell'aiutare i pazienti e i loro cari a creare momenti memorabili e significativi che onorano il loro percorso e favoriscono il legame emotivo.

Creare uno spazio rispettoso:

- **Privacy:** fornire uno spazio privato dove i pazienti e i loro cari possano incontrarsi in tutta tranquillità.
- **Pratiche di accoglienza:** rispettare le pratiche culturali e religiose dei pazienti e delle loro famiglie, adattando lo spazio di conseguenza.

Facilitare gli addii personali:

- **Tempo di qualità:** incoraggiare i propri cari a trascorrere del tempo di qualità con il paziente, condividendo i ricordi ed esprimendo i propri sentimenti.
- **Ultime parole:** creare un ambiente in cui i pazienti possano dire addio ai loro cari e condividere messaggi di amore e affetto.

Supporto per i rituali di fine vita :

- **Rituali religiosi:** facilitare l'esecuzione di rituali specifici della fede del paziente, come preghiere, benedizioni o pratiche simboliche.
- **Creare dei rituali:** se il paziente e la sua famiglia lo desiderano, suggerisca dei rituali personalizzati per segnare la transizione.

Coordinamento con i leader religiosi:

- **Visite spirituali:** se il paziente desidera la presenza di un leader religioso, coordini la sua visita per facilitare i rituali e le preghiere.
- **Partecipazione attiva:** incoraggiare il paziente e le persone a lui vicine a prendere parte attiva ai rituali in base alle loro credenze.

Documentazione e memorabilia :

- **Foto e video: con il** permesso del paziente e della famiglia, documenti i momenti speciali per creare ricordi tangibili.
- **Diario di bordo:** dia ai suoi cari la possibilità di tenere un diario dei momenti condivisi e degli addii.

Supporto emotivo :

- **Ascolto empatico:** essere attenti alle esigenze emotive del paziente e di coloro che gli sono vicini in questo momento delicato.

- **Accompagnamento:** offrire una presenza compassionevole quando necessario, ascoltando le emozioni e le preoccupazioni.

Rispetto del tempo e della privacy:

- **Lasciare il controllo:** rispettare il modo in cui il paziente e la sua famiglia desiderano organizzare il commiato, lasciando loro il controllo del processo.
- **Tempo personalizzato:** consentire a ogni famiglia di decidere quando e come partecipare a questi momenti di fine vita.

Facilitare gli addii e i rituali di fine vita può creare ricordi preziosi e significativi per i pazienti e i loro cari. Il suo ruolo è quello di offrire un supporto emotivo e pratico, rispettando le credenze e le pratiche di ciascuno. Facilitando questi momenti di connessione e di addio, contribuisce a rendere il periodo di fine vita più agevole e memorabile per tutte le persone coinvolte.

# Capitolo 9

# Lavoro di squadra nelle cure palliative

# Collaborazione tra infermiera, medico e altri professionisti.

### Ruoli e responsabilità degli Infermieri.

Gli infermieri svolgono un ruolo essenziale nel fornire cure palliative di alta qualità ai pazienti alla fine della vita. Il loro impegno, la loro competenza clinica e la loro compassione contribuiscono a creare un ambiente di supporto che soddisfa le esigenze fisiche, emotive e spirituali dei pazienti e delle loro famiglie. Ecco un'esplorazione dei ruoli chiave e delle responsabilità degli infermieri:

Valutazione completa :

- **Anamnesi medica:** raccogliere l'anamnesi medica completa del paziente per comprendere la sua condizione attuale e la sua storia medica.
- **Valutazione dei sintomi:** valutazione approfondita dei sintomi del paziente e adattamento dei piani di cura in base all'evoluzione della condizione.

Pianificazione personalizzata :

- **Piano di cura:** sviluppo di piani di cura personalizzati in collaborazione con l'équipe medica e i familiari del paziente.
- **Gestione dei sintomi:** utilizzare approcci farmacologici e non farmacologici per gestire il dolore e i sintomi.

Supporto emotivo :

- **Ascolto empatico:** offrire ai pazienti e alle loro famiglie un orecchio attento, creando uno spazio per esprimere le loro emozioni e preoccupazioni.
- **Supporto spirituale:** riconoscere l'importanza della dimensione spirituale e offrire un supporto adeguato alla spiritualità del paziente.

Comunicazione sensibile :

- **Dialogo aperto:** facilitare discussioni oneste sulla fine della vita, sulle opzioni terapeutiche e sugli obiettivi di cura.
- **Informazioni comprensibili:** spiegare con sensibilità informazioni mediche complesse in un modo che i pazienti e le loro famiglie possano capire.

Coordinamento interdisciplinare :
- **Collaborazione:** lavorare a stretto contatto con medici, assistenti sociali, consulenti spirituali e altri membri del team di assistenza.
- **Riunioni d'équipe:** partecipare alle riunioni d'équipe per discutere i piani di cura, i cambiamenti nelle condizioni del paziente e gli approcci da adottare.

Assistenza ai parenti :
- **Educazione delle famiglie:** fornire informazioni ed educazione alle famiglie sulle cure palliative, i trattamenti e le opzioni.
- **Sostegno emotivo:** aiutare le persone care a gestire le emozioni associate alla fine della vita e a comprendere il loro ruolo nell'assistenza.

Documentare l'assistenza:
- **Cartelle cliniche:** mantenere una documentazione accurata e completa dell'assistenza fornita, comprese le decisioni di assistenza prese in collaborazione con il paziente e la sua famiglia.
- **Rapporti sullo stato di salute:** fornire rapporti regolari sulle condizioni del paziente all'équipe medica e agli altri operatori sanitari.

Cura di sé e gestione dello stress:
- **Cura di sé:** riconoscere l'importanza di prendersi cura di sé per evitare il burnout.
- **Gestione dello stress:** sviluppare strategie per gestire lo stress emotivo associato alle cure palliative.

Come infermiera, lei incarna la compassione e la comprensione per i pazienti e le loro famiglie in questo momento delicato. Il suo ruolo va oltre l'assistenza fisica e comprende il supporto emotivo, la comunicazione aperta e il lavoro di squadra interdisciplinare. Fornendo un'assistenza olistica che rispetta la dignità e i desideri del paziente, crea un'esperienza di fine vita il più possibile confortevole e significativa.

## L'importanza della comunicazione con i medici

Una comunicazione efficace tra infermieri e medici è fondamentale per garantire un'assistenza coerente, di alta qualità e incentrata sul paziente. La stretta collaborazione tra queste due professioni contribuisce a un processo decisionale informato, a piani di cura coordinati e alla soddisfazione generale del paziente e della famiglia. Ecco perché la comunicazione con i medici è di fondamentale importanza nelle cure palliative:

Creazione congiunta di piani di cura:
- **Scambio di informazioni: Gli** infermieri forniscono informazioni preziose sui sintomi, sulle reazioni del paziente e sui cambiamenti dello stato di salute, che aiutano i medici a prendere decisioni informate sul trattamento.
- **Approccio olistico:** gli infermieri possono fornire informazioni sulle esigenze emotive, psicologiche e spirituali del paziente, contribuendo a piani di assistenza più completi.

Regolazioni in tempo reale :
- **Reazioni del paziente:** Gli infermieri osservano le reazioni del paziente ai trattamenti e ai farmaci e trasmettono queste informazioni ai medici per un rapido adeguamento.
- **Valutazione continua:** una comunicazione aperta consente ai medici di ottenere aggiornamenti regolari sulle condizioni del paziente, il che è essenziale per adattare l'assistenza all'evoluzione della patologia.

Processo decisionale condiviso:
- **Inclusione dei parenti:** gli infermieri possono fornire le prospettive dei parenti del paziente, il che contribuisce a un processo decisionale condiviso incentrato sui desideri del paziente.
- **Opzioni di trattamento: I** medici e gli infermieri possono collaborare per discutere le diverse opzioni di trattamento, tenendo conto dei benefici, dei rischi e delle preferenze del paziente.

Migliorare la qualità dell'assistenza :
- **Diagnosi precoce: la** comunicazione proattiva tra infermieri e medici consente di individuare precocemente le complicazioni o i sintomi emergenti, che possono prevenire problemi più gravi.
- **Monitoraggio regolare:** i medici possono richiedere agli infermieri rapporti regolari per monitorare la risposta del paziente al trattamento e adattare i piani di conseguenza.

Supporto emotivo per i medici:
- **Carico emotivo:** gli infermieri possono fornire un supporto emotivo ai medici, aiutandoli a comprendere

l'impatto delle decisioni di fine vita sui pazienti e sulle loro famiglie.

- **Consultazione collaborativa:** gli infermieri possono condividere la loro esperienza nella gestione dei sintomi e nella comunicazione sensibile per aiutare i medici ad affrontare argomenti difficili.

Una comunicazione aperta e regolare tra infermieri e medici promuove la comprensione reciproca, il coordinamento ottimale e l'assistenza centrata sul paziente. Questa collaborazione migliora la qualità dell'assistenza offerta ai pazienti alla fine della vita e crea un ambiente in cui le esigenze mediche, emotive e spirituali vengono affrontate in modo olistico.

### Lavorare con terapisti, assistenti sociali e altri

La collaborazione interdisciplinare è al centro delle cure palliative di qualità. Lavorando in squadra con altri professionisti sanitari, come terapisti, assistenti sociali e altri membri del team di assistenza, gli infermieri possono offrire un approccio olistico che risponde alle complesse esigenze dei pazienti alla fine della vita. Ecco perché la collaborazione con questi professionisti è essenziale:

Approccio globale al paziente :

- **Competenze specialistiche:** i terapeuti, come i consulenti di cure palliative, gli psicologi e i consulenti spirituali, mettono a disposizione le loro competenze per aiutare i pazienti e le loro famiglie ad affrontare gli aspetti emotivi, psicologici e spirituali della fine della vita.
- **Supporto sociale: gli** assistenti sociali aiutano a identificare le risorse e il supporto sociale necessari per soddisfare le esigenze pratiche ed emotive dei pazienti e delle loro famiglie.

Processo decisionale collaborativo:

- **Prendere in considerazione le prospettive:** i diversi operatori sanitari apportano prospettive uniche alle decisioni di cura, integrando gli aspetti medici, psicologici, sociali e spirituali.
- **Obiettivi di cura:** lavorando insieme, possiamo definire obiettivi di cura personalizzati in base alle esigenze individuali del paziente, tenendo conto di tutti gli aspetti della sua situazione.

Gestione dei sintomi :

- **Approccio multidisciplinare:** la gestione di sintomi complessi può beneficiare di un approccio multidisciplinare, in cui gli infermieri collaborano con medici e terapisti per trovare le soluzioni migliori.

- **Piani di cura integrati:** lavorando insieme, i professionisti possono sviluppare piani di cura integrati che tengano conto della gestione del dolore, dei sintomi psicologici e delle esigenze emotive.

Supporto emotivo :

- **Lavoro di squadra:** la collaborazione con terapisti e assistenti sociali consente di fornire un supporto emotivo più completo ai pazienti e alle loro famiglie, attingendo a diverse aree di competenza.

- **Coordinamento delle risorse: gli** assistenti sociali aiutano a coordinare le risorse e i servizi necessari per soddisfare le esigenze abitative, finanziarie e di sostegno sociale.

Continuità dell'assistenza:

- **Transizioni agevoli: la** collaborazione facilita le transizioni tra diversi livelli di assistenza, come ad esempio dall'ospedale all'assistenza domiciliare o all'hospice.

- **Follow-up coordinato:** i professionisti collaborano per assicurare un follow-up coerente e regolare, garantendo una valutazione continua delle esigenze del paziente.

Collaborando con terapisti, assistenti sociali e altri membri del team di assistenza, gli infermieri offrono un approccio olistico che risponde alle esigenze complesse dei pazienti alla fine della vita. Questa collaborazione aumenta la qualità dell'assistenza, migliora la gestione dei sintomi e sostiene i pazienti e le loro famiglie in tutti gli aspetti del loro percorso di fine vita.

# Ruolo dell'assistente sociale e del consulente di spiritualità

### Sostegno emotivo, psicologico e pratico per le famiglie

Il sostegno alle famiglie dei pazienti in cure palliative è una parte essenziale della pratica infermieristica delle cure palliative. Le famiglie devono affrontare una serie di emozioni, sfide psicologiche e necessità pratiche durante questo periodo delicato. Gli infermieri svolgono un ruolo cruciale nel fornire un supporto emotivo, psicologico e pratico per aiutarli a superare questo viaggio.

Supporto emotivo :
- **Ascolto attivo:** ascoltare attentamente i suoi cari e incoraggiarli a esprimere i loro sentimenti, le loro paure e le loro preoccupazioni.
- **Convalidare le emozioni:** Convalidare le emozioni delle famiglie, riconoscendo che ogni reazione è legittima in questa situazione difficile.
- **Empatia:** dimostri empatia mettendosi nei loro panni, comprendendo il loro dolore ed esprimendo la sua comprensione.

Supporto psicologico :
- **Consulenza:** offrire consigli e informazioni per aiutare le famiglie a capire cosa aspettarsi durante il processo di fine vita.
- **Gestione dello stress:** fornire tecniche di gestione dello stress e strategie per affrontare le emozioni intense associate alla situazione.
- **Rinvio a terapeuti:** Indirizzare le famiglie a consulenti di cure palliative, psicologi o professionisti della salute mentale per un supporto più specialistico.

Supporto pratico :
- **Organizzazione logistica:** aiutare le famiglie a organizzare l'assistenza, coordinare gli orari delle visite e comprendere le procedure mediche.
- **Coordinare le risorse:** informare le famiglie sulle risorse disponibili, come i servizi domiciliari, i supporti sociali e i gruppi di sostegno.
- **Assistenza materiale:** offrire consigli su questioni pratiche come l'organizzazione del funerale, i documenti legali e i preparativi logistici.

Supporto spirituale :
- **Rispetto delle credenze:** rispettare le credenze spirituali e religiose delle famiglie, fornendo un supporto spirituale adeguato alle loro esigenze.
- **Facilitare i rituali:** se la famiglia lo desidera, faciliti la creazione di spazi per la preghiera, la meditazione o altri rituali spirituali.

Istruzione :

- **Comprendere i sintomi:** educare le famiglie sui sintomi che il paziente può sperimentare alla fine della vita può ridurre l'ansia e l'incertezza.
- **Processo di fine vita:** spiegare i cambiamenti fisici, emotivi e psicologici che possono verificarsi durante il processo di fine vita, in modo che le famiglie siano meglio preparate.

Preservare la dignità:

- **Rispetto della riservatezza:** garantire che le informazioni sensibili sui pazienti e sulle loro famiglie siano trattate con la massima discrezione.
- **Comunicazione rispettosa:** comunicare con le famiglie con sensibilità, tenendo conto dei loro valori, preferenze e livello di comprensione.

Il sostegno emotivo, psicologico e pratico alle famiglie è una parte essenziale dell'approccio olistico alle cure palliative. Offrendo un sostegno compassionevole e rispondendo alle diverse esigenze delle famiglie, gli infermieri contribuiscono a creare un ambiente in cui i pazienti e le loro famiglie si sentono curati e sostenuti durante il loro percorso di fine vita.


**Integrazione della dimensione spirituale nelle cure palliative**

Integrare la dimensione spirituale nelle cure palliative è un approccio olistico che riconosce l'importanza della spiritualità per i pazienti e le loro famiglie alla fine della vita. La spiritualità può essere una fonte di conforto, significato e guarigione, e gli infermieri svolgono un ruolo essenziale nel soddisfare le esigenze spirituali dei pazienti e nel creare un ambiente favorevole alla riflessione e alla crescita spirituale.

Ascoltare ed esplorare :

- **Apertura alla discussione:** creare uno spazio in cui i pazienti e le loro famiglie si sentano a proprio agio nel discutere di argomenti spirituali e religiosi.
- **Domande sensibili:** fare domande aperte per incoraggiare i pazienti a esplorare la loro spiritualità, le loro credenze e le loro preoccupazioni.

Rispetto per le convinzioni:

- **Diversità:** essere consapevoli della diversità delle credenze spirituali e religiose e rispettare le convinzioni individuali.

- **Credenze e pratiche: si informi** sulle specifiche credenze e pratiche spirituali del paziente, in modo da poter rispondere in modo appropriato alle sue esigenze.

Supporto spirituale :
- **Consulenza e supporto:** offrire consulenza e supporto spirituale in base alle esigenze e alle richieste del paziente, collaborando con i consulenti spirituali, se necessario.
- **Rituali e preghiere:** facilitare la partecipazione a rituali religiosi, preghiere o momenti di meditazione, se il paziente lo desidera.

Trovare un significato:
- **Riflettere sulla vita:** incoraggiare i pazienti a riflettere sul significato della loro vita, a trovare conforto nelle loro convinzioni e a fare pace con i loro valori spirituali.
- **Accettazione:** aiutare i pazienti a trovare uno spazio per accettare la fine della vita attraverso una prospettiva spirituale che può portare un senso di serenità.

Sostegno alla famiglia :
- **Famiglia e spiritualità:** fornire un supporto spirituale alla famiglia del paziente alla fine della vita, riconoscendo che la spiritualità può essere importante anche per loro.
- **Incontri spirituali:** organizzare incontri familiari o momenti di preghiera, se la famiglia lo desidera, per incoraggiare la connessione spirituale.

Facilitare la guarigione :
- **Guarigione interiore:** aiutare i pazienti a trovare il modo di guarire a livello spirituale, riconciliandosi con se stessi, con gli altri e con le proprie convinzioni.
- **Espressione creativa:** incoraggiare i pazienti a usare l'espressione creativa, come la scrittura, l'arte o la musica, per esplorare le loro emozioni e la loro spiritualità.

L'integrazione della dimensione spirituale nelle cure palliative offre un approccio completo che riconosce e rispetta la spiritualità dei pazienti e delle loro famiglie. Affrontando questi temi con sensibilità e fornendo un supporto adeguato, gli infermieri aiutano a creare un'esperienza di fine vita più profonda e significativa, in linea con le convinzioni e i valori personali del paziente.

## Coordinamento delle risorse e degli aiuti esterni

Coordinare le risorse e l'aiuto esterno è una parte essenziale del ruolo degli infermieri, per garantire che i pazienti e le loro famiglie ricevano il sostegno di cui hanno bisogno in questo momento difficile. Lavorando a stretto contatto con altri professionisti dell'assistenza sanitaria e sociale e con le organizzazioni di supporto, gli infermieri assicurano che i pazienti abbiano accesso a una gamma completa di risorse per soddisfare le loro diverse esigenze.

Valutazione dei bisogni:

- **Identificare i bisogni:** discutere con i pazienti e le loro famiglie quali sono i loro bisogni specifici in termini di supporto pratico, emotivo, finanziario e spirituale.
- **Valutare le risorse disponibili:** identificare le risorse esistenti nella comunità, come i programmi di assistenza domiciliare, i gruppi di sostegno e i servizi di consulenza.

Coordinamento dei servizi:

- **Riferimenti:** indirizza i pazienti a servizi specifici in base alle loro esigenze, come terapisti, assistenti sociali, consulenti spirituali e gruppi di sostegno.
- **Collegamento con i servizi medici:** coordinare l'assistenza con i medici, gli specialisti e gli altri professionisti sanitari coinvolti nel follow-up del paziente.

Supporto psicosociale :

- **Supporto emotivo:** indirizzare i pazienti e le famiglie a consulenti di cure palliative, psicologi o assistenti sociali per un supporto emotivo più specializzato.
- **Gruppi di sostegno:** informare i pazienti e le famiglie sui gruppi di sostegno locali, dove possono entrare in contatto con altre persone che stanno vivendo situazioni simili.

Assistenza materiale :

- **Assistenza finanziaria:** identificare le risorse finanziarie disponibili per aiutare i pazienti e le famiglie a far fronte alle spese mediche e alle necessità materiali.
- **Assistenti a Domicilio:** organizzare l'accesso ai servizi di assistenza domiciliare per assistere i pazienti nelle loro attività quotidiane.

Coordinamento dell'assistenza domiciliare :

- **Servizi di assistenza domiciliare      palliativa:** collaborare con i servizi di assistenza domiciliare per garantire ai pazienti un'assistenza di qualità nel comfort della propria casa.

- **Formazione per badanti:** Offrire una formazione ai familiari e agli assistenti su come fornire assistenza di base a casa.

Facilitare l'accesso alle risorse :
- **Organizzazione logistica:** aiutare i pazienti e le loro famiglie a organizzare gli appuntamenti medici, le visite a domicilio e altri aspetti logistici dell'assistenza.
- **Monitoraggio continuo:** garantire che i pazienti e le famiglie abbiano accesso continuo ai servizi e alle risorse di cui hanno bisogno.

Coordinando le risorse e facilitando l'accesso all'aiuto esterno, gli infermieri contribuiscono ad alleviare il peso dei pazienti e delle loro famiglie in questo periodo delicato. Fornendo un supporto pratico, emotivo e sociale ben coordinato, gli infermieri assicurano che i pazienti possano concentrarsi sul loro benessere e sulla qualità della vita alla fine della vita.

# L'importanza del coordinamento per un'assistenza ottimale

### Pianificazione e comunicazione interdisciplinare
La pianificazione interdisciplinare e la comunicazione sono elementi chiave di un'assistenza palliativa di qualità. Gli infermieri lavorano a stretto contatto con altri professionisti della sanità per sviluppare piani di assistenza completi e coordinati che rispondano alle esigenze complesse dei pazienti alla fine della vita. Questo approccio interdisciplinare assicura un'assistenza olistica e coerente che mira a ottimizzare la qualità di vita del paziente.

Pianificazione dell'assistenza:
- **Riunioni d'équipe:** partecipare alle riunioni dell'équipe interdisciplinare per discutere le esigenze del paziente, condividere le informazioni e sviluppare piani di cura integrati.
- **Collaborazione con gli specialisti:** Consultare e collaborare con medici, terapisti, assistenti sociali e altri professionisti per sviluppare un piano di assistenza completo.

Comunicazione trasparente:

- **Condivisione delle informazioni:** Condividere le informazioni rilevanti sulle condizioni del paziente, i sintomi, gli obiettivi di cura e le preferenze con gli altri membri del team.
- **Scambio di competenze:** beneficiare dell'esperienza unica di ciascun professionista per contribuire a un processo decisionale e a una pianificazione dell'assistenza informati.

Cooperazione per i sintomi :

- **Gestione dei sintomi:** collaborare con medici e specialisti per sviluppare piani di gestione dei sintomi, combinando approcci farmacologici e non farmacologici.
- **Adattamenti in tempo reale:** comunicare regolarmente per adattare i piani di trattamento in base ai cambiamenti delle condizioni del paziente.

Obiettivi di cura :

- **Coordinamento degli obiettivi: Assicurarsi che gli** obiettivi dell'assistenza siano allineati tra i membri del team, tenendo conto dei desideri e dei valori del paziente.
- **Sviluppo del piano:** integrare le prospettive di ogni professionista nello sviluppo di piani di assistenza personalizzati che soddisfino le molteplici esigenze del paziente.

Anticipare le esigenze:

- **Preparazione a breve e a lungo termine:** collaborare con i membri del team per anticipare le esigenze future del paziente e della sua famiglia, mettendo in atto piani per soddisfare tali esigenze.
- **Pianificazione della transizione:** coordinare la transizione tra diversi livelli di assistenza, come l'ospedale, l'assistenza domiciliare o l'hospice.

Continuità dell'assistenza:

- **Transizioni fluide: si** assicuri che le informazioni sui piani di cura e sugli obiettivi vengano trasmesse senza problemi durante le transizioni tra i professionisti sanitari.
- **Monitoraggio regolare:** garantire un monitoraggio continuo comunicando regolarmente con gli altri membri del team per valutare i progressi e apportare modifiche, se necessario.

La pianificazione interdisciplinare e la comunicazione sono pilastri essenziali di un'assistenza palliativa efficace e coerente.

Lavorando in team con altri professionisti sanitari, gli infermieri assicurano che ogni paziente benefici di un piano di assistenza completo, personalizzato e olistico, che risponda alle sue esigenze e preferenze individuali.

## Monitoraggio regolare dei progressi e delle esigenze del paziente

Il monitoraggio regolare dei progressi e delle esigenze del paziente durante il suo percorso di cure palliative è fondamentale per garantire un'assistenza appropriata e di alta qualità. Gli infermieri svolgono un ruolo essenziale nel monitorare attentamente le condizioni del paziente, adattando i piani di cura di conseguenza e rispondendo alle mutate esigenze in questo periodo delicato.

Valutazione in corso:

- **Valutazione regolare:** effettuare valutazioni regolari dello stato fisico, emotivo e psicologico del paziente per rilevare i cambiamenti e le esigenze emergenti.
- **Sintomi e comfort:** monitorare attentamente i sintomi del paziente, come il dolore, la dispnea e la nausea, modificando i piani di trattamento se necessario.

Comunicazione con il team :

- **Trasferimento di informazioni:** Condividere le osservazioni e gli aggiornamenti con gli altri membri del team interdisciplinare per un approccio coordinato.
- **Assistenza collaborativa:** lavorare a stretto contatto con i medici, i terapisti e altri professionisti per adattare i piani di assistenza e gli obiettivi alle mutevoli esigenze.

Prendere decisioni informate:

- **Informare le decisioni:** fornire al paziente e alla famiglia informazioni aggiornate sulle condizioni del paziente per aiutarli a prendere decisioni informate.
- **Opzioni di trattamento:** Discutere le possibili opzioni di trattamento in base all'evoluzione della situazione medica e alle preferenze del paziente.

Pianificazione dell'assistenza a breve termine :

- **Adattamenti rapidi:** essere pronti ad apportare modifiche immediate ai piani di assistenza in risposta a esigenze urgenti o a nuove situazioni.

- **Gestione dei sintomi:** rispondere rapidamente ai sintomi emergenti regolando i farmaci, le terapie e gli approcci non farmacologici.

Comunicazione con il paziente e la famiglia:

- **Relazioni regolari:** tenere informati il paziente e la famiglia sui progressi e sui piani di cura, aiutandoli a comprendere i cambiamenti.
- **Risposte alle domande:** rispondere alle domande e alle preoccupazioni dei pazienti e dei loro familiari, fornendo informazioni chiare e appropriate.

Anticipare le esigenze future :

- **Anticipare i cambiamenti:** considerare le esigenze future in base alle condizioni del paziente e alle tendenze osservate, ed essere pronti a modificare i piani di conseguenza.
- **Collaborazione nella previsione: collaborare** con i membri del team per anticipare le esigenze potenziali e sviluppare piani di supporto a lungo termine.

Il monitoraggio regolare dei progressi e delle esigenze del paziente assicura che le cure palliative rimangano appropriate e rispondano ai cambiamenti che si verificano durante il periodo di fine vita. Gli infermieri svolgono un ruolo fondamentale monitorando attentamente le condizioni del paziente, comunicando efficacemente con il team interdisciplinare e fornendo un coordinamento continuo per garantire che il paziente riceva l'assistenza più appropriata in ogni fase del suo percorso.

**Gestire le transizioni di cura per garantire la continuità**
La gestione delle transizioni assistenziali è una componente cruciale delle cure palliative, in quanto i pazienti possono passare attraverso diversi livelli di assistenza e contesti assistenziali nel corso del loro percorso. Gli infermieri svolgono un ruolo essenziale nella pianificazione e nel coordinamento delle transizioni per garantire un'efficace continuità dell'assistenza, riducendo al minimo le interruzioni per i pazienti e le loro famiglie.

Pianificazione precoce :

- **Discussione precoce:** iniziare a discutere le potenziali transizioni con il paziente e la famiglia il prima possibile, spiegando le diverse opzioni di assistenza e i vantaggi di ciascuna transizione.

- **Anticipare le esigenze:** anticipare le esigenze future del paziente in termini di assistenza e ambiente, in modo da poter pianificare di conseguenza.

Comunicazione Claire :

- **Informazioni complete:** fornire informazioni complete sulle transizioni, compresi i motivi della transizione, i benefici, le implicazioni e i cambiamenti previsti.
- **Rispondere alle domande:** essere pronti a rispondere a tutte le domande che il paziente e la famiglia possono avere sulla transizione, fornendo risposte chiare e rassicuranti.

Coordinamento delle cure :

- **Trasferimento senza intoppi:** lavorare a stretto contatto con gli operatori sanitari delle strutture di cura in cui il paziente viene trasferito, assicurandosi che le informazioni e i piani di cura siano condivisi in modo trasparente.
- **Collegamento con l'équipe:** comunicare con l'équipe interdisciplinare per garantire che tutti gli aspetti della cura del paziente siano presi in considerazione durante la transizione.

Preparare il paziente e la famiglia:

- **Educazione:** fornire informazioni sulla prossima assistenza, sui nuovi team di assistenza e sui servizi disponibili nella nuova destinazione.
- **Aspettative realistiche:** Aiutare il paziente e la famiglia ad avere aspettative realistiche sulla nuova situazione assistenziale e a prepararsi emotivamente.

Obiettivi della continuità delle cure:

- **Trasferimento degli obiettivi:** Assicurarsi che gli obiettivi assistenziali precedentemente definiti siano mantenuti e adattati durante la transizione.
- **Pianificazione a lungo termine:** collaborare con il team per sviluppare un piano di assistenza a lungo termine che tenga conto delle possibili transizioni future.

Follow-up dopo la transizione :

- **Controllo della transizione: assicurarsi** che la transizione sia avvenuta senza problemi e che il paziente sia stato accolto e assistito in modo adeguato.
- **Monitoraggio regolare:** continuare a monitorare le condizioni del paziente e adattare i piani di cura, se necessario, anche dopo la transizione.

Gestire con successo le transizioni di cura è essenziale per garantire la continuità delle cure palliative di alta qualità e ridurre al minimo i disagi per i pazienti o lo loro famiglie. Planificando, comunicando e coordinando efficacemente le transizioni, gli infermieri assicurano che i pazienti continuino a ricevere un'assistenza coerente e adeguata, ovunque si trovino nel loro percorso di fine vita.

# Capitolo 10

# Autocura per gli infermieri

# Gestire lo stress e il burnout

### Riconoscere i segnali di stress e burn-out

Il ruolo dell'infermiera è al tempo stesso gratificante e impegnativo. Lavorare con i pazienti alla fine della vita e con le loro famiglie può essere impegnativo dal punto di vista emotivo e fisico. È fondamentale che gli infermieri riconoscano i segnali di stress e burn-out, in modo da poter prendere provvedimenti per preservare il loro benessere mentale, emotivo e fisico.

Segni di stress :

- **Stanchezza persistente:** Se si sente costantemente esausto, anche dopo un adeguato riposo, questo potrebbe essere un segno di stress.
- **Aumento dell'irritabilità:** un calo della soglia di tolleranza e un aumento dell'irritabilità possono essere indicatori di stress.
- **Difficoltà di concentrazione:** se ha difficoltà a concentrarsi sui suoi compiti o a prendere decisioni, questo può essere il risultato dello stress.
- **Insonnia o sonno disturbato:** frequenti problemi di sonno, come insonnia o risvegli frequenti, possono essere collegati allo stress.

Segni di burn-out :

- **Distacco emotivo:** se si sente emotivamente esausto e distaccato dai suoi pazienti e dal suo lavoro, questo può indicare un burn-out.
- **Cinismo e disumanizzazione: il** cinismo nei confronti dei pazienti o dei colleghi e la disumanizzazione dei pazienti sono segni classici di burn-out.
- **Diminuzione della soddisfazione lavorativa:** quando si perde il senso di soddisfazione e di appagamento sul lavoro, può essere un segno di burn-out.
- **Diminuzione dell'energia:** se anche i compiti più semplici sembrano opprimenti ed estenuanti, questo può essere collegato al burn-out.

Sintomi fisici :

- **Mal di testa frequenti :** Mal di testa frequenti e dolori al corpo possono essere manifestazioni fisiche di stress e burn-out.

- **Problemi digestivi:** I problemi gastrointestinali, come i disturbi di stomaco e i problemi digestivi, possono essere esacerbati dallo stress.
- **Sistema immunitario debole:** lo stress cronico può indebolire il suo sistema immunitario, rendendola più vulnerabile alle infezioni.

Cambiamenti comportamentali :

- **Ritiro sociale:** se evita l'interazione sociale e preferisce l'isolamento, questo può essere un segno di stress.
- **Uso di meccanismi di coping negativi:** L'uso eccessivo di alcol, tabacco o sostanze per affrontare lo stress è un segnale di allarme.
- **Aumento della procrastinazione:** se ha difficoltà a portare a termine i suoi compiti professionali e personali, ciò può essere dovuto allo stress.

È essenziale riconoscere questi segnali non appena si manifestano e prendere provvedimenti per prevenire lo stress e il burn-out. Prendersi cura del proprio benessere emotivo e fisico è fondamentale per continuare a fornire un'assistenza di qualità ai pazienti di cure palliative. Non esiti a cercare un supporto professionale, ad attuare strategie di autocura e a cercare risorse per gestire lo stress e mantenere il suo equilibrio.


### Tecniche quotidiane di gestione dello stress

La gestione dello stress è essenziale per mantenere il suo benessere come infermiera. Ecco alcune tecniche pratiche che può incorporare nella sua routine quotidiana per ridurre lo stress e promuovere la sua salute mentale ed emotiva.

**1. Pratica di mindfulness :**

La mindfulness consiste nel concentrarsi completamente sul momento presente, prestando attenzione alle sensazioni, ai pensieri e alle emozioni senza giudicarli. Questo può contribuire a ridurre lo stress, aiutandola a mantenere la calma e la concentrazione nelle situazioni difficili.

**2. Respirazione profonda e rilassamento:**

Si prenda qualche momento al giorno per praticare esercizi di respirazione profonda e di rilassamento. Queste tecniche possono aiutare a ridurre la tensione fisica e mentale, regalandole un momento di pace.

### 3. Esercizio fisico regolare:

L'esercizio fisico è un modo eccellente per ridurre lo stress rilasciando endorfine, sostanze chimiche che migliorano l'umore. Trovi un'attività fisica che le piace e cerchi di inserirla regolarmente nel suo programma.

### 4. Equilibrio vita-lavoro :

È importante definire confini chiari tra lavoro e vita personale. Si conceda del tempo per i suoi hobby, le sue attività preferite e la sua famiglia, per ricaricare le batterie e ridurre lo stress legato al lavoro.

### 5. Pratiche di rilassamento:

Esplori diverse pratiche di rilassamento, come lo yoga, la meditazione e lo stretching. Queste attività possono aiutare a ridurre la tensione muscolare e a calmare la mente.

### 6. Tempo per te :

Si conceda regolarmente del tempo per rilassarsi e ricaricarsi. Leggere, ascoltare musica, trascorrere del tempo nella natura o semplicemente riposare può aiutare ad alleviare lo stress.

### 7. Sostegno sociale :

Mantenga relazioni sociali positive con colleghi, amici e familiari. Condividere le sue esperienze e i suoi sentimenti può aiutare ad alleviare il peso dello stress.

### 8. Gestione del tempo :

Organizzi il suo tempo in modo efficace, stilando liste di compiti e dando priorità alle attività importanti. Questo può ridurre lo stress associato al sovraccarico di lavoro e alla gestione di molteplici responsabilità.

### 9. Pratiche creative:

Si dedichi ad attività creative come la pittura, la scrittura, la musica o l'artigianato. Queste attività possono fungere da fuga calmante.

### 10. Cercare un supporto professionale:

Se lo stress diventa opprimente, consideri la possibilità di consultare un professionista della salute mentale o di partecipare a gruppi di sostegno. Parlare delle sue sfide e ricevere consigli può fare una grande differenza.

### 11. Igiene del sonno :

Si assicuri di mantenere una corretta igiene del sonno, seguendo una routine regolare e creando un ambiente favorevole al riposo. Integrando queste tecniche di gestione dello stress nella sua routine quotidiana, può rafforzare la sua resilienza emotiva e la sua capacità di affrontare le sfide delle cure palliative. Il mantenimento del suo benessere le consentirà di continuare a fornire un'assistenza di alta qualità e di cura ai pazienti e alle loro famiglie.

## L'importanza dell'equilibrio tra lavoro e vita privata

L'equilibrio tra lavoro e vita privata è essenziale per gli Infermieri. Si tratta di una pratica vitale che aiuta a mantenere la salute mentale, emotiva e fisica degli operatori sanitari, garantendo al contempo l'erogazione di un'assistenza di alta qualità. Ecco perché l'equilibrio tra lavoro e vita privata è così importante nel contesto delle cure palliative:

**1. Prevenire il burn-out :**
L'equilibrio tra lavoro e vita privata aiuta a prevenire il burn-out, che si può sviluppare quando lo stress professionale supera le sue risorse per far fronte alla situazione. Lavorare nelle cure palliative è emotivamente impegnativo, e fare pause regolari aiuta a ricaricare le energie.

**2. Mantenere la qualità delle cure:**
Quando si prende cura di sé, è in condizioni migliori per prendersi cura degli altri. Un equilibrio sano le consente di offrire un'assistenza attenta e di alta qualità, perché è più vigile, concentrato e presente emotivamente.

**3. Rafforzare la resilienza :**
Un sano equilibrio aiuta a rafforzare la sua resilienza emotiva, ossia la capacità di affrontare le sfide e le sollecitazioni senza esaurirsi. Sarà più preparato a gestire le situazioni difficili che naturalmente si presentano nelle cure palliative.

**4. Preservare le relazioni personali:**
L'equilibrio tra lavoro e vita privata le consente di dedicare tempo alle sue relazioni personali e alla sua famiglia. Questi legami sociali forniscono un supporto emotivo essenziale e aiutano a mantenere il suo benessere.

**5. Prevenire l'esaurimento emotivo :**
Quando si investe troppo a livello professionale a scapito della vita personale, si corre il rischio di esaurimento emotivo. Prendersi del tempo per se stesso la aiuta a mantenere il suo equilibrio emotivo.

**6. Aumento della produttività:**
Un sano equilibrio favorisce una migliore gestione del tempo e una maggiore efficienza nel suo lavoro. Sarà più produttivo quando sarà ben riposato e farà pause regolari.

**7. Riduzione dello stress :**
Un equilibrio tra lavoro e vita privata riduce i livelli di stress, con un impatto positivo sulla sua salute generale e sulla sua capacità di gestire le sfide del lavoro.

**8. Cura di sé e benessere :**
Prendersi cura di sé è un atto di autocompassione. Prestando attenzione al suo benessere fisico, emotivo e mentale, crea un ambiente favorevole alla sua salute e alla sua felicità.

L'equilibrio tra lavoro e vita privata non solo è vantaggioso per lei come infermiera, ma contribuisce anche alla qualità dell'assistenza che fornisce. Investendo nel suo benessere, crea un circolo virtuoso in cui la sua salute mentale ed emotiva si riflette nelle interazioni con i pazienti e le loro famiglie, promuovendo un'esperienza di cura più positiva per tutti.

# Tecniche di assistenza personale per preservare la salute mentale

## Pratiche di rilassamento e Mindfulness
Le pratiche di rilassamento e di mindfulness sono strumenti potenti per gli infermieri, in quanto possono aiutare a ridurre lo stress, a promuovere la resilienza emotiva e a mantenere l'equilibrio psicologico. Incorporare queste pratiche nella sua routine quotidiana può contribuire a migliorare il suo benessere generale e la sua capacità di fornire un'assistenza di alta qualità. Ecco alcune pratiche che potrebbe prendere in considerazione:

**1. Meditazione Mindfulness :**
La meditazione Mindfulness consiste nel prestare attenzione deliberata al momento presente, senza giudizio. Può sedersi comodamente, chiudere gli occhi e concentrarsi sul respiro, lasciando passare i pensieri senza attaccarsi ad essi.

**2. Yoga :**
Lo yoga combina un movimento fisico delicato con un'attenzione concentrata sul respiro. Può migliorare la flessibilità, ridurre la tensione muscolare e favorire uno stato di calma interiore.

**3. Esercizi di respirazione :**
Pratichi regolarmente esercizi di respirazione profonda. Faccia dei respiri lenti e profondi, inspirando dal naso ed espirando dalla bocca. Questo può aiutare a calmare il sistema nervoso e a ridurre lo stress.

**4. Camminata Mindfulness :**
Quando cammina, si concentri sulle sensazioni dei suoi piedi che toccano il suolo, sul movimento del suo corpo e sull'ambiente che la circonda. Camminare con attenzione può essere calmante e aiutarla a riconnettersi con il momento presente.

**5. Diario:**
Si prenda qualche minuto al giorno per scrivere un diario. Questo può includere riflessioni sulle sue emozioni, esperienze e pensieri. Il diario può essere un **metodo di liberazione emotiva.**

**6. Pratiche creative :**
Si dedichi ad attività creative come la pittura, la scrittura, la musica o il disegno. Queste attività le permettono di canalizzare le sue emozioni e le danno spazio per esprimersi.

**7. Ascolto musicale consapevole :**
Si sieda comodamente e ascolti la musica, concentrandosi esclusivamente sui suoni. Si lasci assorbire dalla musica senza essere distratto da altri pensieri.

**8. Visione guidata :**
Utilizzi le registrazioni di visualizzazione guidata per trasportarla mentalmente in ambienti tranquilli e rilassanti. Questo può aiutarla a calmare la mente e a ridurre lo stress.

**9. Tempo di silenzio:**
Crei dei momenti di silenzio nella sua giornata, in cui si permetta semplicemente di essere presente e attento, senza distrazioni o preoccupazioni.

**10. Tempi di pausa :**
Faccia delle brevi pause durante la giornata per concentrarsi sulla respirazione e rilassarsi, anche se solo per pochi minuti.

Sperimentare diverse pratiche di rilassamento e mindfulness la aiuterà a trovare quelle che funzionano meglio per lei. Facendole diventare una parte regolare della sua routine, potrà costruire la resilienza emotiva, ridurre lo stress e mantenere uno stato di benessere che la aiuterà a fornire un'assistenza ottimale ai pazienti di cure palliative.

## Mantenere relazioni personali sane

Mantenere relazioni personali sane è di fondamentale importanza per gli Infermiori. Le sfide emotive e la natura impegnativa del suo lavoro sottolineano ulteriormente la necessità di coltivare legami forti con le persone più vicine. Queste relazioni possono essere una risorsa preziosa per sostenerla durante la sua carriera. Ecco alcuni consigli per mantenere relazioni personali sane:

### 1. Comunicazione aperta:
Comunichi apertamente e onestamente con le persone più vicine a lei. Condivida le sue esperienze sul lavoro, le sue emozioni e le sue esigenze. Questo può favorire la comprensione e il sostegno reciproci.

### 2. Tempo di qualità:
Dedichi del tempo di qualità ai suoi cari. Eviti di farsi prendere dalle esigenze del lavoro al punto da trascurare il tempo prezioso con la famiglia e gli amici.

### 3. Impostare i limiti:
Stabilisca confini chiari tra la sua vita professionale e quella personale. Impari a dire di no quando ha bisogno di tempo per sé o per i suoi cari.

### 4. Ascolto attivo :
Quando trascorre del tempo con i suoi cari, si eserciti nell'ascolto attivo. Presti loro la massima attenzione ed esprima il suo interesse per ciò che hanno da dire.

### 5. Equilibrio tra le responsabilità:
Trovi un equilibrio tra le sue responsabilità lavorative e le sue responsabilità familiari e sociali. Individuare i momenti in cui può essere pienamente presente con i suoi cari.

### 6. Condividere la gioia :
Non condivida solo le sfide del suo lavoro, ma anche i momenti positivi e i successi. Festeggi i suoi successi con le persone più vicine a lei.

### 7. Sostegno reciproco :
Incoraggia un ambiente di sostegno reciproco. Le persone a lei vicine possono essere una fonte di conforto e di incoraggiamento **quando ha bisogno di parlare del suo lavoro.**

### 8. Rispettare le esigenze di tutti:
Capire che ogni persona ha esigenze e aspettative diverse in termini di tempo, spazio e attenzione. Rispetti queste differenze e si adatti di conseguenza.

**9. Integrare i parenti nella sua esperienza:**
Quando è possibile, condivida alcune parti della sua esperienza professionale con le persone a lei vicine. Questo può aiutarli a comprendere meglio il suo ruolo e ad offrirle un sostegno adeguato.

**10. Dare priorità al tempo di qualità:**
Piuttosto che quantificare la quantità di tempo che trascorre con i suoi cari, si concentri sulla qualità di quel tempo. Anche brevi momenti di connessione significativa possono rafforzare le sue relazioni.

Coltivare relazioni personali sane aiuta a creare una solida rete di supporto che può aiutarla a gestire le sfide emotive associate al suo lavoro nelle cure palliative. Si ricordi che condividere le sue esperienze e le sue emozioni con le persone vicine non solo può alleviare il carico emotivo, ma anche rafforzare i legami e promuovere il suo benessere.

**Promuovere uno stile di vita attivo ed equilibrato**
Incoraggiare uno stile di vita attivo ed equilibrato è fondamentale per gli infermieri. Il ritmo impegnativo del suo lavoro può rendere difficile dare priorità alla sua salute e al suo benessere, ma è una parte essenziale per mantenere la sua resilienza emotiva e fisica. Ecco alcune strategie per incorporare uno stile di vita attivo ed equilibrato nella sua routine quotidiana:

**1. Pianificazione dell'attività fisica :**
Inserisca un'attività fisica regolare nel suo programma. Che si tratti di una sessione in palestra, di una passeggiata, di andare in bicicletta o di fare yoga, l'esercizio fisico regolare può aumentare la sua energia e la sua resistenza fisica.

**2. Passeggiate ristorative:**
Se possibile, faccia delle brevi passeggiate durante le pause. Camminare può essere un modo eccellente per rilassarsi, ridurre lo stress e migliorare la circolazione.

**3. Dieta equilibrata :**
Optate per una dieta equilibrata e nutriente. Eviti le diete irregolari e opti per una varietà di alimenti che forniscono i nutrienti di cui ha bisogno per sostenere il suo corpo.

**4. Idratazione :**
Beva abbastanza acqua durante il giorno per mantenersi idratato. Questo può aiutare a mantenere l'energia e la concentrazione.

**5. Gestione del sonno :**
Si assicuri un sonno di qualità. Stabilisca una routine di sonno regolare per assicurarsi di riposaro a sufficienza per recuperare.

**6. Gestione dello stress :**
Incorporare tecniche di gestione dello stress come la meditazione, la respirazione profonda e la consapevolezza per mantenere l'equilibrio emotivo e mentale.

**7. Tempo per te :**
Si conceda del tempo per le attività che le piacciono al di fuori del lavoro. Questo può includere hobby, passatempi o semplicemente tempo per riposare e rilassarsi.

**8. Limiti agli straordinari :**
Eviti di fare straordinari eccessivi. Dare priorità all'equilibrio tra lavoro e riposo.

**9. Tempo di disconnessione :**
Quando non è al lavoro, si prenda del tempo per staccare la spina da schermi e dispositivi elettronici. Questo la aiuterà a rilassarsi e a migliorare la qualità del suo sonno.

**10. Cura di sé:**
Coltivi un atteggiamento di cura verso se stesso. Ascolti le sue esigenze fisiche, emotive e mentali e risponda in modo appropriato.

Promuovere uno stile di vita attivo ed equilibrato la aiuterà a mantenere la sua vitalità e la sua capacità di recupero come infermiera. Prendendosi cura della propria salute, sarà meglio equipaggiata per fornire un forte sostegno ai pazienti e alle loro famiglie. Si ricordi che il suo benessere è fondamentale per la qualità dell'assistenza che fornisce.

# Formazione continua e sviluppo professionale

### L'importanza della formazione e dell'aggiornamento delle conoscenze

Nel campo delle cure palliative, la formazione continua e l'aggiornamento delle conoscenze sono fondamentali per mantenere la propria competenza professionale e fornire un'assistenza di alta qualità. Poiché le cure palliative si evolvono in risposta ai progressi medici, agli approcci psicosociali e alle mutate esigenze dei pazienti, è fondamentale rimanere informati e ben preparati. Ecco perché la formazione e l'aggiornamento delle conoscenze sono essenziali:

**1. Evoluzione delle pratiche:**
Il campo delle cure palliative è in costante evoluzione, con nuovi approcci, protocolli e tecniche che emergono regolarmente. Partecipando ai corsi di formazione, potrà apprendere i metodi più recenti di gestione del dolore, di supporto psicologico e di comunicazione.

**2. Migliorare la qualità dell'assistenza:**
La formazione continua le consentirà di migliorare la qualità dell'assistenza fornita ai pazienti e alle loro famiglie. Sarà meglio equipaggiato per rispondere alle loro mutevoli esigenze e per fornire un'assistenza basata sulle migliori pratiche attuali.

**3. Adattarsi alle nuove sfide:**
La formazione la aiuta ad adattarsi alle nuove sfide e complessità che possono presentarsi nelle cure palliative. Ad esempio, le innovazioni tecnologiche o le scoperte mediche possono richiedere un aggiornamento delle sue competenze.

**4. Costruire la fiducia:**
Essendo ben informato e competente, acquisterà fiducia nelle sue capacità professionali. Questo le permetterà di affrontare le situazioni difficili con sicurezza.

**5. Incoraggiare l'innovazione:**
La formazione continua incoraggia l'innovazione. Imparando nuovi approcci ed esplorando diverse prospettive, può scoprire modi innovativi per migliorare l'assistenza che fornisce.

**6. Mantenere la rilevanza:**
La formazione continua la mantiene aggiornata sulle ultime tendenze e sui progressi del settore. Questo la aiuta a rimanere rilevante come professionista sanitario.

**7. Sviluppo personale :**
La formazione non si limita alle competenze tecniche. Può anche includere aspetti dello sviluppo personale, come la gestione dello stress, la comunicazione efficace e l'empatia.

**8. Riduzione del rischio:**
Una formazione adeguata aiuta a ridurre gli errori medici e a prevenire situazioni potenzialmente pericolose per i pazienti.

**9. Impegno per l'etica :**
La formazione continua può includere discussioni sull'etica e sui dilemmi etici nelle cure palliative. Questo la aiuterà a gestire situazioni complesse in modo etico.

**10. Rispetto per i pazienti e le famiglie:**
Impegnandosi nella formazione continua, dimostra il suo impegno nel fornire un'assistenza di qualità ai pazienti e alle

famiglie, il che rafforza la loro fiducia in lei come professionista sanitario.

Partecipare regolarmente a corsi di formazione, conferenze e workshop le garantirà di essere all'avanguardia nel campo delle cure palliative. Dimostra inoltre la sua dedizione ai pazienti e il suo impegno a fornire la migliore assistenza possibile in un ambiente in continua evoluzione.

## Partecipa ai gruppi di sostegno e alle supervisioni

La partecipazione a gruppi di sostegno e di supervisione è un modo efficace per gli infermieri di prendersi cura del proprio benessere emotivo, di entrare in contatto con i colleghi e di beneficiare di uno spazio in cui condividere le proprie esperienze, sfide e successi. Questi forum offrono un sostegno essenziale e promuovono lo sviluppo personale e professionale. Ecco perché è importante partecipare ai gruppi di sostegno e alla supervisione:

### 1. Condividere le esperienze:
I gruppi di sostegno e le supervisioni offrono uno spazio per condividere le sue esperienze, emozioni e preoccupazioni con altri professionisti che comprendono le sfide specifiche delle cure palliative.

### 2. Convalida e assistenza:
Questi gruppi le permettono di sentirsi convalidato e sostenuto nelle sue emozioni. Gli altri membri possono offrire preziosi spunti, consigli e incoraggiamenti.

### 3. Riduzione dell'isolamento :
Lavorare nelle cure palliative può talvolta essere emotivamente isolante. Partecipare a gruppi di sostegno la mette in contatto con persone che stanno vivendo esperienze simili, il che può ridurre questa sensazione di isolamento.

### 4. Sviluppo personale :
La riflessione e la discussione all'interno di questi gruppi possono incoraggiare il suo sviluppo personale e professionale. Può imparare nuove strategie per affrontare le sfide e migliorare le sue capacità.

### 5. Imparare dagli altri:
Ascoltare le esperienze degli altri membri può fornirle idee e approcci che forse non aveva considerato. Questo può arricchire la sua cassetta degli attrezzi per l'assistenza.

**6. Rilassamento emotivo :**
Partecipare ai gruppi di sostegno e alla supervisione offre uno spazio sicuro per esprimere le proprie emozioni e preoccupazioni, il che può alleviare il carico emotivo.

**7. Prevenzione del burn-out :**
Il sostegno e i consigli che riceve in questi gruppi possono aiutare a prevenire il burn-out, aiutandola a gestire lo stress e le sfide associate al suo lavoro.

**8. Feedback riflessivo :**
Le sessioni di supervisione offrono l'opportunità di riflettere sulle sue interazioni con i pazienti e di discutere le situazioni difficili. Questo può rafforzare le sue capacità comunicative e decisionali.

**9. Rafforzare la compassione :**
Ascoltare le storie e le esperienze degli altri può rafforzare la sua capacità di provare compassione per i pazienti e le loro famiglie.

**10. Costruire relazioni professionali:**
Questi gruppi possono essere un'opportunità per costruire forti relazioni professionali con i suoi colleghi, che possono fornirle una rete di supporto a lungo termine.

Partecipare a gruppi di sostegno e di supervisione può essere una risorsa preziosa per gli infermieri. Può aiutarla a rimanere in contatto con la sua passione per l'assistenza, a sviluppare la resilienza emotiva e a mantenere un sano equilibrio emotivo e professionale.

**Sviluppo della carriera: opportunità di specializzazione e di avanzamento.**
Il settore delle cure palliative offre molte opportunità di sviluppo professionale per gli infermieri che desiderano approfondire le proprie conoscenze, sviluppare le proprie competenze e assumere posizioni di leadership. Queste opportunità di specializzazione e avanzamento possono non solo migliorare la sua carriera, ma anche rafforzare il suo impatto come professionista sanitario. Ecco alcune opzioni da considerare:

**1. Specializzazione in Cure Palliative Avanzate :**
Alcuni infermieri scelgono di specializzarsi ulteriormente seguendo corsi di formazione avanzata in cure palliative. Questi programmi approfondiscono le conoscenze e le competenze in

aree specifiche come la gestione del dolore complesso, i sintomi avanzati e le cure palliative pediatriche.

## 2. Manager delle cure palliativo :

Per coloro che sono interessati alla leadership, è possibile diventare manager di cure palliative. Sarà responsabile del coordinamento dei team di cure palliative, della gestione delle risorse e della supervisione delle operazioni **quotidiane**.

## 3. Istruzione e formazione :

Se ha una passione per l'insegnamento, potrebbe prendere in considerazione l'idea di diventare formatore o insegnante di cure palliative. Potrà contribuire a formare la prossima generazione di infermieri specializzati in cure palliative.

## 4. Consulenza e consigli:

Alcuni infermieri scelgono di diventare consulenti o consiglieri nelle strutture sanitarie, condividendo la loro esperienza per migliorare le pratiche di cure palliative.

## 5. Ricerca sulle cure palliative :

La ricerca nelle cure palliative è essenziale per far progredire il settore. Se ha un interesse per la ricerca, potrebbe inserirsi in posizioni di ricerca o partecipare a progetti di ricerca collaborativi.

## 6. Infermiera di collegamento per le cure palliative:

Il ruolo dell'infermiera di collegamento per le cure palliative implica la collaborazione con diverse équipe mediche per garantire il coordinamento delle cure palliative per i pazienti ricoverati.

## 7. Assistente sociale di cure palliative:

Se ha competenze di lavoro sociale, potrebbe prendere in considerazione la possibilità di specializzarsi come assistente sociale di cure palliative, offrendo un supporto emotivo e pratico ai pazienti e alle loro famiglie.

## 8. Amministrazione dei programmi di cure palliative:

Alcuni infermieri sono specializzati nella gestione di programmi di cure palliative, assicurando che i pazienti ricevano i servizi e le risorse di cui hanno bisogno.

## 9. Formazione continua :

Le opzioni di sviluppo della carriera includono anche il perseguimento della propria formazione continua, frequentando workshop, conferenze e corsi di formazione avanzata per tenersi aggiornati sugli ultimi sviluppi.

**10. Leadership a livello di politica sanitaria:**
Alcuni infermieri sono coinvolti in iniziative di advocacy e di politica sanitaria per migliorare l'accesso alle cure palliative e influenzare le decisioni politiche.

Lo sviluppo della carriera nelle cure palliative offre una gamma di opzioni che si adattano a diverse aspirazioni e interessi. Scegliendo il percorso che la appassiona, potrà non solo arricchire la sua carriera, ma anche dare un contributo significativo al miglioramento della qualità di vita dei pazienti e delle loro famiglie alla fine della vita.

# Capitolo 11

# Prospettive future
# Cure palliative

# Sviluppi prevedibili nelle cure palliative

### Integrare le nuove tecnologie nelle cure palliative

L'integrazione delle nuove tecnologie nelle cure palliative ha il potenziale di trasformare il modo in cui gli operatori sanitari interagiscono con i pazienti, le famiglie e i colleghi, migliorando al contempo la qualità dell'assistenza fornita. Queste tecnologie offrono soluzioni innovative alle sfide delle cure palliative e arricchiscono l'esperienza dei pazienti alla fine della vita. Ecco come le nuove tecnologie possono essere integrate nelle cure palliative:

**1. Teleassistenza e teleconsulto:**
La teleassistenza e i teleconsulti consentono ai pazienti di ricevere cure palliative a distanza, riducendo la necessità di viaggiare e facilitando l'accesso alle cure, in particolare per i pazienti in fase avanzata di malattia o per quelli che vivono in aree remote.

**2. Piattaforme di comunicazione virtuale:**
Le piattaforme di comunicazione virtuale facilitano la comunicazione tra i pazienti, le famiglie e i membri dell'équipe medica. Questo può includere discussioni sui piani di cura, sulla gestione dei sintomi e sul supporto psicologico.

**3. Cartelle cliniche elettroniche:**
Le cartelle cliniche elettroniche centralizzano le informazioni mediche e facilitano il coordinamento delle cure tra i diversi membri del team. Questo assicura che tutte le informazioni necessarie siano accessibili in tempo reale.

**4. Applicazioni di gestione dei sintomi:**
Le applicazioni mobili specifiche per le cure palliative consentono ai pazienti di monitorare e segnalare i loro sintomi, permettendo all'équipe medica di fornire una risposta rapida e adeguata.

**5. Telemedicina per la gestione del dolore :**
La telemedicina può essere utilizzata per regolare i protocolli di gestione del dolore a distanza, consentendo agli operatori sanitari di monitorare e personalizzare i trattamenti in tempo reale.

**6. Cure palliative pediatriche virtuali:**
Le nuove tecnologie possono essere utilizzate per fornire cure palliative pediatriche virtuali, offrendo un supporto continuo ai bambini con malattie gravi e alle loro famiglie.

**7. Realtà virtuale per la gestione del dolore :**
La realtà virtuale può essere utilizzata per distrarre i pazienti dal dolore e dal disagio, offrendo un approccio non farmacologico alla gestione del dolore.

**8.** Istruzione e formazione online :
Le piattaforme di formazione online consentono agli infermieri di accedere alla formazione e alle risorse per tenersi aggiornati sugli ultimi progressi e sulle migliori pratiche.

**9. Dispositivi di monitoraggio domestico:**
I dispositivi di monitoraggio domiciliare consentono di monitorare i segni vitali e i sintomi dei pazienti da remoto, permettendo un intervento rapido se necessario.

**10. Reti sociali e gruppi di supporto online :**
I social network e i gruppi di supporto online offrono ai pazienti e alle famiglie uno spazio per condividere le loro esperienze, trovare sostegno emotivo e connettersi con altre persone che stanno vivendo situazioni simili.

Il successo dell'integrazione delle nuove tecnologie nelle cure palliative richiede un approccio ponderato ed etico. È essenziale garantire che i pazienti e le famiglie si sentano a proprio agio nell'uso di queste tecnologie e che la loro riservatezza e sicurezza siano mantenute. Sfruttando i vantaggi delle nuove tecnologie, gli operatori sanitari delle cure palliative possono migliorare la qualità dell'assistenza, mantenendo un prezioso legame umano con i pazienti e le famiglie alla fine della vita.


**Evoluzione dei modelli di erogazione delle cure**
La rapida evoluzione delle cure palliative ha portato a rivedere i modelli tradizionali di erogazione dell'assistenza per soddisfare meglio le esigenze varie e complesse dei pazienti alla fine della vita e delle loro famiglie. I modelli di erogazione delle cure si stanno evolvendo per fornire un'assistenza più personalizzata, incentrata sul paziente e adattata alle diverse situazioni cliniche. Ecco come si sono evoluti i modelli di erogazione delle cure palliative:

**1. Cure palliative a domicilio :**
Il modello di erogazione delle cure palliative domiciliari enfatizza il comfort del paziente in un ambiente familiare. I team di assistenza si recano a casa del paziente per fornire assistenza medica, emotiva e di supporto.

**2. Unità di cure palliative ospedaliere:**
Le unità ospedaliere di cure palliative offrono uno spazio dedicato ai pazienti che necessitano di cure palliative avanzate, dove un team multidisciplinare può fornire un'assistenza completa.

**3. Cure palliative pediatriche:**
I modelli di erogazione delle cure palliative pediatriche sono adattati alle esigenze specifiche dei bambini con malattie gravi, concentrandosi sul supporto emotivo e sull'assistenza alla famiglia.

**4. Cure palliative ambulatoriali :**
Le cure palliative ambulatoriali sono pensate per i pazienti il cui stato di salute consente loro di vivere a casa, ma che necessitano di interventi medici regolari, follow-up e aggiustamenti del trattamento.

**5. Equipe consultiva di cure palliative:**
I team di consulenza in cure palliative lavorano in collaborazione con i team di assistenza primaria per fornire consigli, raccomandazioni e supporto specialistico per la gestione dei sintomi e dei problemi complessi.

**6. Cure palliative nelle strutture di assistenza a lungo termine:**
Questo modello mira a fornire cure palliative ai pazienti che risiedono in strutture di assistenza a lungo termine, come le case di riposo, ponendo l'accento sul comfort e sulla qualità della vita.

**7. Cure palliative comunitarie :**
Le cure palliative comunitarie prevedono una stretta collaborazione con gli operatori sanitari della comunità per fornire assistenza ai pazienti e alle famiglie alla fine della vita.

**8. Cure palliative integrate nei trattamenti curativi :**
In questo modello, le cure palliative sono integrate fin dall'inizio della diagnosi della malattia, in parallelo ai trattamenti curativi, per garantire un equilibrio tra cura e comfort.

**9. Cure palliative basate sul valore:**
Questo modello prende in considerazione i valori e le preferenze del paziente, per adattare l'assistenza e le decisioni terapeutiche ai suoi obiettivi personali.

**10. Cure palliative nell'assistenza sanitaria domiciliare:**
Le cure palliative possono essere integrate nei servizi di assistenza sanitaria a domicilio, offrendo ai pazienti una combinazione di cure mediche e assistenza in un ambiente familiare.

L'evoluzione dei modelli di erogazione delle cure palliative riflette le diverse esigenze dei pazienti e delle famiglie al termine della vita. Scegliendo il modello più appropriato per ogni situazione clinica e collaborando con i pazienti, le famiglie e i colleghi, gli infermieri possono garantire che ogni paziente riceva un'assistenza della massima qualità che rispetti le sue esigenze e preferenze uniche.

## Adattarsi al cambiamento demografico e sociale

Le cure palliative stanno affrontando sfide complesse a causa dei cambiamenti demografici e sociali in atto in tutto il mondo. Questi cambiamenti includono l'invecchiamento della popolazione, la crescente diversità culturale e i cambiamenti nelle aspettative dei pazienti al termine della vita. Per rispondere efficacemente a queste sfide, gli operatori sanitari delle cure palliative devono adattare i loro approcci e i loro modelli di assistenza. Ecco come l'adattamento ai cambiamenti demografici e sociali può essere affrontato nelle cure palliative:

### 1. Invecchiamento della popolazione :

Con l'invecchiamento della popolazione, il numero di pazienti che richiedono cure palliative è in aumento. Gli operatori sanitari delle cure palliative devono sviluppare competenze specifiche per gestire i complessi problemi di salute associati all'invecchiamento, tenendo conto delle preferenze e degli obiettivi di vita dei pazienti anziani.

### 2. Diversità culturale :

Le cure palliative devono essere adattate ai valori, alle credenze e alle pratiche culturali dei pazienti e delle loro famiglie. Gli operatori sanitari delle cure palliative devono essere sensibili alla diversità culturale e fornire un'assistenza che rispetti queste differenze.

### 3. Approcci multidisciplinari e interprofessionali:

I cambiamenti demografici e sociali richiedono un approccio multidisciplinare e interprofessionale per soddisfare le esigenze complesse dei pazienti alla fine della vita. I team di cure palliative devono collaborare con una serie di professionisti della salute per fornire un'assistenza olistica e completa.

### 4. Promuovere l'autodeterminazione del paziente:

Con i cambiamenti sociali, l'autodeterminazione del paziente è sempre più apprezzata. I professionisti delle cure palliative devono incoraggiare i pazienti a partecipare attivamente alle decisioni sulla loro assistenza e sulla fine della vita.

**5. Sensibilizzazione sulle questioni di genere:**
La sensibilità di genere è essenziale nelle cure palliative, poiché le esperienze di fine vita possono variare a seconda del sesso. Gli operatori sanitari devono essere consapevoli di queste differenze e fornire un'assistenza adeguata.

**6. Integrazione delle tecnologie di comunicazione:**
I cambiamenti sociali hanno portato a un uso crescente delle tecnologie di comunicazione. Gli operatori sanitari delle cure palliative devono integrare queste tecnologie per mantenere la comunicazione con i pazienti, le famiglie e i colleghi.

**7. Promozione della formazione continua:**
Di fronte ai cambiamenti demografici e sociali, i professionisti delle cure palliative devono tenersi aggiornati sulle nuove tendenze, sulle migliori pratiche e sulle innovazioni del settore attraverso la formazione continua.

**8. Adattamento dei programmi di formazione:**
I programmi di formazione in cure palliative devono essere adattati per includere competenze specifiche per affrontare le questioni associate al cambiamento demografico e sociale.

Adattandosi in modo proattivo ai cambiamenti demografici e sociali, gli operatori sanitari delle cure palliative possono garantire che i pazienti e le loro famiglie ricevano un'assistenza di alta qualità che risponda alle loro esigenze specifiche, riflettendo al contempo i valori e le aspettative emergenti della società.

# Progressi tecnologici e innovazioni attuali

### Utilizzo della telemedicina per le cure palliative
L'uso della telemedicina nelle cure palliative è emerso come una risposta innovativa per superare le barriere geografiche, migliorare l'accesso alle cure e garantire un supporto continuo ai pazienti alla fine della vita e alle loro famiglie. La telemedicina, che comprende consultazioni a distanza, monitoraggio domiciliare e comunicazione virtuale, offre nuove possibilità per fornire un'assistenza di qualità ai pazienti che non possono viaggiare o che preferiscono ricevere le cure nel loro ambiente domestico. Ecco come la telemedicina viene utilizzata nelle cure palliative:

**1. Consultazioni a distanza :**
Le consultazioni a distanza consentono ai pazienti di discutere i loro sintomi, le loro preoccupazioni e le loro esigenze con gli operatori sanitari in tempo reale, senza doversi recare fisicamente in clinica. Questo è particolarmente vantaggioso per i pazienti che sono troppo malati per viaggiare.
2. Follow-up a casa:
La telemedicina consente agli operatori sanitari di monitorare i segni vitali e i sintomi dei pazienti a casa. I dispositivi medici connessi possono trasmettere automaticamente i dati agli operatori sanitari, che possono intervenire quando necessario.
3. Gestione dei sintomi:
La telemedicina consente ai pazienti di segnalare i loro sintomi utilizzando applicazioni mobili o piattaforme online dedicate. Gli operatori sanitari possono quindi adattare i trattamenti sulla base delle informazioni fornite.
**4. Supporto psicologico virtuale :**
La telemedicina offre la possibilità di fornire un supporto psicologico virtuale ai pazienti e alle famiglie, che può essere particolarmente utile per gestire l'ansia, la depressione e altri problemi emotivi alla fine della vita.
**5. Discussioni sulla fine della vita:**
La telemedicina può facilitare le discussioni sulle preferenze di fine vita e sulle decisioni terapeutiche tra pazienti, famiglie e operatori sanitari, anche se le parti sono geograficamente distanti.
**6. Formazione e istruzione:**
La telemedicina può essere utilizzata per fornire sessioni di formazione ed educazione ai pazienti e alle famiglie su argomenti come la gestione dei sintomi, le cure palliative a domicilio e le cure di fine vita.
**7. Collaborazione interdisciplinare:**
La telemedicina facilita la collaborazione tra i diversi membri del team di cure palliative, consentendo un approccio integrato e coerente all'assistenza.
**8. Ridurre le barriere geografiche:**
La telemedicina consente ai pazienti che vivono in aree remote o poco servite di accedere a cure palliative di alta qualità senza dover percorrere lunghe distanze.

Tuttavia, è importante notare che la telemedicina non può sostituire completamente l'interazione faccia a faccia e la presenza umana. Deve essere utilizzata con giudizio, tenendo conto delle esigenze e delle preferenze dei pazienti. Inoltre, la sicurezza dei dati e la riservatezza delle informazioni mediche devono essere rigorosamente protette quando si utilizza la telemedicina. Integrando con giudizio la telemedicina nell'offerta di cure palliative, gli operatori sanitari possono migliorare l'accesso alle cure e offrire un supporto continuo ai pazienti alla fine della vita, ovunque essi si trovino.

## Applicazioni mobili per la gestione dei sintomi

Le applicazioni mobili stanno svolgendo un ruolo sempre più importante nell'erogazione delle cure palliative, fornendo ai pazienti e alle famiglie strumenti pratici per gestire i sintomi, comunicare con gli operatori sanitari e accedere a informazioni utili. Queste applicazioni sono progettate per migliorare la qualità della vita dei pazienti alla fine della vita, consentendo loro di monitorare i sintomi, ricevere consigli personalizzati e prepararsi meglio alle sfide che potrebbero affrontare. Ecco come vengono utilizzate le applicazioni mobili per la gestione dei sintomi nelle cure palliative:

**1. Monitoraggio e follow-up dei sintomi :**
Le applicazioni mobili consentono ai pazienti di tracciare e monitorare i loro sintomi su base giornaliera, aiutando gli operatori sanitari a modificare i trattamenti in base all'evoluzione della situazione.

**2. Gestione del dolore :**
Le applicazioni mobili possono fornire strumenti per il monitoraggio e la gestione del dolore, come scale di valutazione del dolore, promemoria per i farmaci e tecniche di rilassamento.

**3. Monitoraggio degli effetti collaterali :**
I pazienti possono utilizzare le app per segnalare gli effetti collaterali di farmaci e trattamenti, consentendo agli operatori sanitari di intervenire rapidamente.

**4. Consigli e raccomandazioni:**
Le app mobili spesso forniscono consigli personalizzati per la gestione di sintomi specifici, che possono aiutare i pazienti a comprendere meglio le loro opzioni e a prendere decisioni informate.

**5. Comunicazione virtuale :**
Alcune applicazioni consentono ai pazienti di comunicare con gli operatori sanitari attraverso la messaggistica sicura, rendendo più facile il follow-up regolare e la gestione delle questioni urgenti.

**6. Informazioni sulle cure palliative :**
Le applicazioni mobili offrono informazioni educative sulle cure palliative, le opzioni terapeutiche, le direttive anticipate e altri argomenti importanti.

**7. Monitoraggio dell'umore e del benessere :**
Le applicazioni possono aiutare i pazienti a monitorare il loro stato d'animo e il loro benessere emotivo, consentendo agli operatori sanitari di rilevare i segni di depressione o di ansia.

**8. Assistenza personalizzata:**
Le applicazioni mobili possono adattare le informazioni e le raccomandazioni alle esigenze e alle preferenze del singolo paziente.

**9. Promemoria e pianificazione :**
Le applicazioni mobili possono aiutare i pazienti a organizzare gli appuntamenti medici, i farmaci e altri aspetti del loro piano di cura.

**10. Supporto per i parenti :**
Alcune app offrono anche risorse e supporto ai familiari dei pazienti alla fine della vita, aiutandoli a comprendere meglio le cure palliative e a sostenere il paziente.

È importante notare che le applicazioni mobili per la gestione dei sintomi devono essere scelte con attenzione, garantendone l'affidabilità, la sicurezza dei dati e la facilità d'uso. Gli operatori sanitari possono svolgere un ruolo nell'educare i pazienti all'uso appropriato di queste applicazioni e nell'interpretare i dati raccolti. L'uso giudizioso delle applicazioni mobili può migliorare l'autonomia del paziente e favorire una migliore comunicazione tra i pazienti, le loro famiglie e gli operatori sanitari delle cure palliative.

Ecco alcuni esempi di applicazioni mobili progettate per aiutare la gestione dei sintomi, in particolare nel contesto delle cure palliative:

- **PalliApp:** questa applicazione offre una serie di funzioni per la gestione dei sintomi nelle cure palliative. I pazienti possono tenere traccia dei loro sintomi, registrare il dolore, la stanchezza, l'appetito e altri fattori. L'applicazione consente inoltre agli utenti di prendere appunti, registrare le loro preferenze assistenziali e comunicare con il team di cura.

- **MySymptoms:** progettata per tracciare i sintomi in una varietà di contesti medici, questa applicazione consente ai pazienti di cure palliative di tracciare e segnalare i loro sintomi quotidiani come dolore, nausea, stanchezza, ecc. I dati registrati possono essere condivisi con gli operatori sanitari per aiutare a modificare i piani di trattamento.

- **Calmerry:** questa applicazione si concentra sul supporto emotivo e psicologico. Offre sessioni di terapia online con professionisti della salute mentale, che possono aiutare i pazienti di cure palliative a gestire lo stress, l'ansia e le emozioni difficili.

- **Medisafe:** questa applicazione consente ai pazienti di tenere traccia dei loro farmaci e della loro assunzione, il che è particolarmente utile per coloro che hanno regimi farmacologici complessi nelle cure palliative. L'applicazione invia promemoria per l'assunzione dei farmaci in tempo e offre una funzionalità per condividere i dati con i fornitori di cure.

- **Cancer.Net Mobile:** un'applicazione sviluppata dalla Società Americana di Oncologia Clinica, che fornisce informazioni sul cancro, risorse sulle cure palliative e consigli sulla gestione dei sintomi associati al cancro alla fine della vita.

- **CareZone:** questa applicazione aiuta i pazienti a organizzare la loro vita, fornendo strumenti per monitorare i farmaci, programmare gli appuntamenti medici e registrare i sintomi e gli effetti collaterali. Può anche essere utilizzata per condividere le informazioni con i parenti e gli operatori sanitari.

- **GeriPal:** sebbene sia rivolta principalmente agli operatori sanitari, questa applicazione fornisce informazioni e risorse sulle cure palliative e geriatriche, che possono essere utili per i professionisti e le famiglie coinvolte nell'assistenza.

- **PainScale:** questa applicazione è stata progettata specificamente per aiutare i pazienti a monitorare e gestire il dolore. Consente agli utenti di registrare i livelli di dolore, di tenere traccia dei farmaci assunti e di ottenere informazioni sulla gestione del dolore.

È importante notare che la qualità e l'efficacia delle applicazioni possono variare, quindi è consigliabile consultare le recensioni, le valutazioni e parlare con gli operatori sanitari prima di scegliere un'applicazione specifica per la gestione dei sintomi nelle cure palliative.

## Integrazione dell'intelligenza artificiale nella pratica delle cure palliative

L'intelligenza artificiale (AI) ha fatto progressi significativi in molte aree della medicina, comprese le cure palliative. L'integrazione dell'AI nella pratica delle cure palliative offre l'opportunità di migliorare il processo decisionale clinico, la gestione dei sintomi, la comunicazione con i pazienti e le famiglie, nonché l'ottimizzazione delle risorse mediche. Ecco come l'AI viene utilizzata nella pratica delle cure palliative:

### 1. Previsione dei bisogni del paziente:

L'AI può analizzare i dati medici passati e in tempo reale per prevedere le esigenze future di un paziente in termini di sintomi, trattamenti e cure. Ciò consente agli operatori sanitari di pianificare l'assistenza in modo proattivo.

### 2. Gestione dei sintomi:

L'AI può aiutare a monitorare i sintomi dei pazienti alla fine della loro vita e offrire raccomandazioni per l'adeguamento dei trattamenti in base ai dati raccolti.

### 3. Analisi dei dati biomedici :

L'AI può analizzare rapidamente grandi quantità di dati biomedici per identificare modelli e informazioni rilevanti, aiutando gli operatori sanitari a prendere decisioni informate.

### 4. Supporto alle decisioni :

Analizzando i dati medici e le prove cliniche, l'AI può fornire suggerimenti per i trattamenti appropriati, aiutando gli operatori sanitari a prendere decisioni complesse.

### 5. Assistenza personalizzata:

L'AI può utilizzare i dati personali per personalizzare i piani di assistenza in base alle esigenze e alle preferenze specifiche di ciascun paziente.

### 6. Assistenza alla comunicazione :

I chatbot dotati di AI possono rispondere alle domande dei pazienti e dei loro familiari, fornendo informazioni di base e indirizzandoli verso i professionisti della sanità quando sono necessarie interazioni più complesse.

### 7. Individuazione precoce delle complicazioni:

L'intelligenza artificiale può identificare i primi segni di complicazioni o di peggioramento della malattia, consentendo un intervento più rapido e mirato.

**8. Analisi dei dati di ricerca:**
L'AI può analizzare i dati della ricerca medica per identificare nuovi approcci terapeutici o per informare la pratica clinica basata sulle evidenze.

**9. Gestione delle risorse :**
L'AI può aiutare a ottimizzare l'uso delle risorse mediche, identificando i requisiti di personale, la disponibilità di letti ospedalieri e gli orari degli appuntamenti.

Tuttavia, l'integrazione dell'AI nelle cure palliative solleva considerazioni etiche e pratiche, in particolare in termini di protezione dei dati e di riservatezza. Inoltre, l'AI non dovrebbe sostituire il rapporto umano ed empatico tra pazienti e operatori sanitari. Al contrario, dovrebbe essere utilizzata per integrare e migliorare le cure palliative esistenti. Gli operatori sanitari svolgono un ruolo cruciale nella supervisione e nell'interpretazione dei risultati prodotti dall'AI, tenendo conto del contesto e dei valori specifici di ciascun paziente.

# Sfide e opportunità per gli infermieri del futuro

### Soddisfare le crescenti esigenze di una popolazione che invecchia

Con l'aumento dell'aspettativa di vita e l'invecchiamento della popolazione, le cure palliative svolgono un ruolo sempre più essenziale nel soddisfare le esigenze specifiche delle persone anziane alla fine della vita. Le sfide associate all'invecchiamento, come le malattie croniche, i problemi di mobilità e le complicazioni mediche, richiedono un approccio olistico, incentrato sul paziente, per garantire una qualità di vita ottimale fino alla fine. Ecco come le cure palliative rispondono alle crescenti esigenze di una popolazione che invecchia:

**1. Gestione delle malattie croniche:**
Le cure palliative offrono un approccio completo alla gestione delle malattie croniche associate all'invecchiamento, come il diabete, le malattie cardiache e il morbo di Alzheimer. Mira a ridurre i sintomi, a migliorare la qualità di vita e a mantenere l'autonomia del paziente.

**2. Gestione del dolore e della fatica :**
Gli anziani hanno maggiori probabilità di provare dolore e stanchezza a causa di problemi di salute sottostanti. Le cure

palliative si occupano di questi sintomi per ridurre al minimo il loro impatto sulla qualità della vita.

**3. Supporto emotivo :**
L'invecchiamento può essere accompagnato da isolamento sociale, perdita e lutto. Le cure palliative offrono un sostegno emotivo ai pazienti anziani, rispondendo alle loro esigenze psicologiche e aiutando ad alleviare i sentimenti di solitudine.

**4. Pianificazione della fine della vita:**
Le cure palliative facilitano la pianificazione della fine della vita, aiutando le persone anziane a prendere decisioni sui loro desideri in materia di cure, assistenza e direttive anticipate.

**5. Mantenere la dignità :**
Le cure palliative riconoscono l'importanza di preservare la dignità delle persone anziane alla fine della loro vita, tenendo conto dei loro valori e delle loro preferenze personali.

**6. Supporto per i parenti :**
Le cure palliative sostengono anche le famiglie e le persone care dei pazienti anziani alla fine della vita, aiutandole a comprendere le esigenze specifiche delle persone anziane e fornendo risorse per aiutarle nel loro ruolo di supporto.

**7. Accesso all'assistenza personalizzata:**
Le cure palliative sono progettate per soddisfare le esigenze uniche di ogni paziente anziano, tenendo conto della sua storia medica, delle sue preferenze e dei suoi obiettivi di cura.

**8. Comunicazione aperta e rispettosa:**
Le cure palliative incoraggiano una comunicazione aperta e rispettosa con i pazienti anziani, dando loro l'opportunità di esprimere le loro preoccupazioni, i loro desideri e i loro timori.

**9. Transizione all'assistenza comfort :**
Le persone anziane alla fine della vita hanno talvolta esigenze specifiche in termini di cure di conforto. Le cure palliative assicurano che queste esigenze siano prese in considerazione e adattate all'evolversi della situazione.

Gli operatori sanitari delle cure palliative svolgono un ruolo cruciale nell'adattare l'assistenza alle esigenze specifiche delle persone anziane alla fine della vita. Concentrandosi sulla gestione generale dei sintomi, sul supporto emotivo e sul rispetto delle scelte di vita, le cure palliative contribuiscono a garantire che gli anziani trascorrano i loro ultimi giorni con dignità e comfort.

## Mantenere un equilibrio tra tecnologia e umanità

Mentre i progressi tecnologici trasformano l'erogazione delle cure palliative, è essenziale mantenere un equilibrio tra l'uso della tecnologia e l'importanza dell'aspetto umano di questa delicata assistenza. L'integrazione della tecnologia può migliorare l'efficienza, l'accuratezza e l'accesso alle cure, ma è altrettanto importante preservare gli aspetti umani del rapporto tra pazienti, famiglie e operatori sanitari. Ecco come mantenere questo equilibrio:

### 1. La tecnologia come strumento, non come sostituto:

La tecnologia deve essere vista come uno strumento per migliorare l'assistenza, non come un sostituto dell'interazione umana. Gli operatori sanitari devono rimanere emotivamente impegnati ed empatici, pur utilizzando la tecnologia a supporto delle loro decisioni e azioni.

### 2. Assistenza personalizzata:

La tecnologia può aiutare a personalizzare l'assistenza utilizzando i dati medici e le preferenze dei pazienti, ma gli operatori sanitari devono rimanere attenti agli aspetti unici di ogni individuo.

### 3. Comunicazione sensibile:

Anche se gli strumenti di comunicazione digitale possono essere comodi, non dovrebbero sostituire le conversazioni faccia a faccia, ove possibile. Le discussioni sensibili ed emotive sono meglio condotte faccia a faccia, per garantire che i pazienti e le famiglie si sentano sostenuti e ascoltati.

### 4. Supporto emotivo e compassione:

La tecnologia non può riprodurre il calore umano, l'empatia e la compassione. Gli operatori sanitari devono mantenere una presenza fisica ed emotiva per rispondere alle esigenze emotive dei pazienti e delle famiglie.

### 5. Rispetto dei valori culturali ed etici:

La tecnologia deve essere utilizzata nel rispetto dei valori culturali ed etici del paziente. Gli operatori sanitari devono tenere conto delle convinzioni individuali e garantire che la tecnologia non sia in conflitto con questi valori.

### 6. Formazione continua :

Gli operatori sanitari devono essere formati all'uso appropriato della tecnologia nelle cure palliative, ponendo l'accento sull'etica, la riservatezza e il rispetto dei pazienti.

## 7. Valutazione regolare:

È importante valutare regolarmente l'efficacia della tecnologia nell'erogazione delle cure palliative. I pazienti e le famiglie devono essere consultati per garantire che le loro esigenze emotive e fisiche siano sempre prese in considerazione.

## 8. Flessibilità e adattabilità:

La tecnologia si sta evolvendo rapidamente. Gli operatori sanitari devono essere pronti ad adattarsi alle nuove soluzioni tecnologiche, pur mantenendo un forte impegno umano.

In sintesi, l'uso della tecnologia nelle cure palliative può offrire molti vantaggi, ma è indispensabile non perdere di vista l'elemento umano cruciale della relazione di cura. L'equilibrio tra tecnologia e umanità assicura che i pazienti e le famiglie ricevano l'assistenza attenta, empatica e personalizzata di cui hanno bisogno per affrontare la fine della vita con dignità e comfort.

## Appello per un migliore riconoscimento e risorse per le cure palliative

Le cure palliative svolgono un ruolo cruciale nel fornire un'assistenza di qualità alla fine della vita, offrendo conforto, dignità e sostegno emotivo ai pazienti e alle loro famiglie. Tuttavia, nonostante la sua importanza, le cure palliative non sono sempre pienamente riconosciute o adeguatamente sostenute in termini di risorse finanziarie e umane. Un'efficace azione di advocacy è essenziale per migliorare il riconoscimento delle cure palliative e garantire che vengano assegnate le risorse necessarie per fornire un'assistenza ottimale a chi ne ha bisogno. Ecco come sostenere un migliore riconoscimento e maggiori risorse per le cure palliative:

## 1. Sensibilizzazione del pubblico:

L'advocacy inizia con la sensibilizzazione dell'opinione pubblica. È importante condividere le informazioni sui benefici delle cure palliative, demistificare i malintesi e mostrare come migliorano la qualità della vita alla fine della vita.

## 2. Formazione degli operatori sanitari:

È fondamentale educare gli operatori sanitari sull'importanza delle cure palliative e su come integrare questi approcci nella loro pratica. Questo aiuta a garantire che tutti i pazienti ricevano le cure palliative adeguate quando necessario.

### 3. Sviluppo della politica:

L'advocacy può comportare la collaborazione con i responsabili politici per sviluppare politiche sanitarie che supportino le cure palliative. Ciò può includere linee guida sull'allocazione delle risorse e sull'integrazione delle cure palliative nei sistemi sanitari.

### 4. Raccolta di dati e prove:

Raccogliere dati e prove sull'efficacia delle cure palliative è essenziale per dimostrare il loro impatto positivo sulla qualità di vita dei pazienti e sulla riduzione dei costi sanitari a lungo termine.

### 5. Lavorare con i gruppi di pazienti e le famiglie:

Lavorare a stretto contatto con i gruppi di pazienti, le famiglie e i sostenitori dei pazienti può rafforzare l'advocacy, dando voce alle persone direttamente interessate.

### 6. Campagne mediatiche :

Campagne mediatiche mirate possono contribuire a sensibilizzare l'opinione pubblica sull'importanza delle cure palliative e a influenzare l'**opinione pubblica e i responsabili delle decisioni.**

### 7. Collaborazione con le organizzazioni sanitarie:

Lavorare con le organizzazioni sanitarie, gli ospedali e le istituzioni mediche per promuovere l'integrazione delle cure palliative nelle loro pratiche può avere un impatto significativo.

### 8. Partecipazione a dibattiti pubblici :

Partecipare a dibattiti e discussioni pubbliche sul fine vita e sull'assistenza sanitaria aiuta a sensibilizzare l'opinione pubblica sui temi delle cure palliative.

### 9. Avvocatura per le risorse finanziarie :

L'advocacy dovrebbe anche includere la richiesta di uno stanziamento adeguato di risorse finanziarie per le cure palliative, compresi i fondi per il personale, la formazione e i servizi.

Sostenendo un maggiore riconoscimento e risorse per le cure palliative, possiamo contribuire a migliorare la qualità di vita dei pazienti alla fine della vita e garantire che tutti possano vivere i loro ultimi giorni con dignità, comfort e rispetto dei loro valori personali.